Heinz Birnesser · Michael Peters · Hermann Scharnagl

Praxiswissen Sportmedizin

Kleiner Ratgeber für Prävention, Erste Hilfe und Rehabilitation

□□□ *philippka training* – DIE SPORTARTENÜBERGREIFENDE BROSCHÜRENREIHE

Zahlreiche praktische Trainingsinhalte, Vorgehensweisen und Hintergründe gibt es nicht nur in der „eigenen" Sportart, sondern vergleichbar oder mit anregenden Erfahrungen auch nebenan in anderen sportlichen Bereichen. Sie bilden die sichere Basis für die sportartspezifische Ausprägung in Training und Wettkampf. – Die sportartenübergreifende Broschürenreihe *philippka training* bereitet den lohnenden Blick über den Zaun auf und stellt Ihnen einen reichen Erfahrungsschatz praxisnah und handlungsorientiert zur Verfügung.

Die kompakten Broschüren im handlichen Format sind topaktuell und didaktisch hochwertig aufbereitet, sodass Sie sich auf 48 bis 64 Seiten zu jeweils einem einzigen Thema fundiert und praxisgerecht informieren können. In fünf Themenblöcke werden Hintergründe und das Handwerkszeug des Trainers nicht nur theoretisch beleuchtet, sondern sind für die Praxis aufbereitet. Praktische Übungs- und Trainingsformen sind zudem für den schnellen und zielsicheren Zugriff konzipiert und dargestellt:

- Trainerhandwerk – hier erhalten Sie Tipps für das tägliche Training.
- Hintergründe praxisnah – hier werden Erkenntnisse z. B. aus der Sportwissenschaft für die Trainingspraxis für Sie „übersetzt".
- Motorische Grundausbildung – hier ist die gut sortierte Praxis für die allgemeinen Übungsstunden enthalten.
- Sportartenübergreifende Praxis – die Fundgrube mit Praxisinhalten und kompakten Trainingshinweisen.
- Übungssammlungen – hier ist zu einzelnen Themen ein Fundus an Übungen zusammengestellt.

Bibliografische Information der Deutschen Bibliothek
Die Deutsche Bibliothek verzeichnet diese Publikation in der Deutschen Nationalbibliografie; detaillierte bibliografische Daten sind im Internet über http://dnb.ddb.de abrufbar.

ISBN 978-3-89417-170-4

Lektorat: Frank Müller, Annelie Schrader
Herstellung: Werner Böwing
Illustrationen: Patrick Woess

Graphische Gestaltung: Thorsten Krybus, Christian Bendfeld
Fotos: Axel Heimken (S.14, S. 22, S. 25, S. 30, S. 35, S. 37, S. 38, S. 39, S. 47, S. 61), Frank Müller (S. 4, S. 8, S. 16, S. 31, S. 45, S. 48, S. 57), PIXELIO (S. 11, S. 18, S. 42, S. 56, S. 58, S. 59, S. 60, S. 63), Iris (S. 28, S. 33), Imago (S. 5, S. 51), Johannes Hücklekemkes (S. 24)
Gesamtherstellung: Graphische Betriebe E. Holterdorf, 59302 Oelde

☐ ☐ ☐ INHALTSVERZEICHNIS

WAS ERWARTET SIE HIER?

Sie erhalten Antworten auf folgende Fragen:

- Wie sind Sportschäden bzw. -verletzungen zu vermeiden?
- Was gehört zu einer sportärztlichen Untersuchung?
- Nach welchen Kriterien kann die sportliche Belastbarkeit bestimmt werden?

1.1 Verhütung von Sportschäden

In der Sportmedizin stand früher die Behandlung von Sportschäden im Vordergrund, heute sieht die Sportmedizin ihre Aufgabe vorrangig in der Verhütung von möglichen Sportschäden. Die Notwendigkeit der Prüfung der Sporttauglichkeit und einer weitgreifenden Vorsorge ergeben sich

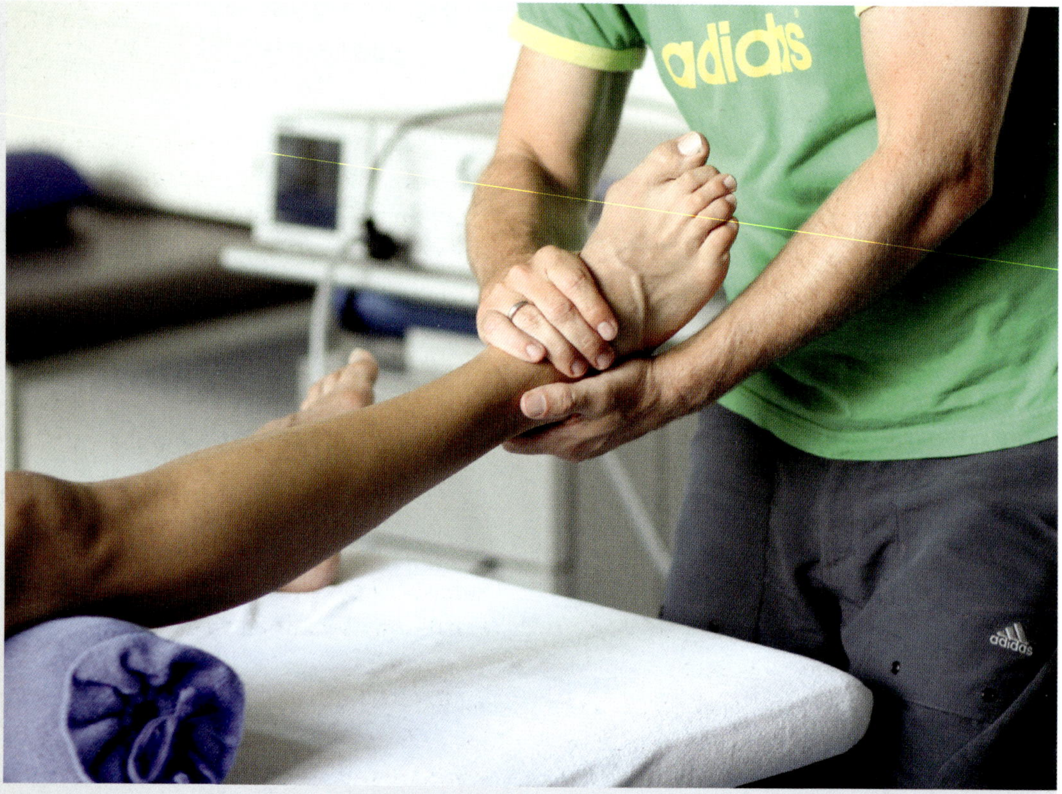

Der orthopädische Check ist ein Bestandteil der sportärztlichen Untersuchung.

aus den vielen Schädigungsmöglichkeiten des modernen Sportbetriebs und der großen Verbreitung des Sports. Es ist daher eine ebenso wichtige wie schöne Aufgabe des Arztes, Risiken für den Sportler überschaubar zu halten, das Auftreten von Schädigungen durch geeignete prophylaktische (= vorbeugende) Maßnahmen sowie durch Beratung entsprechend vermeiden zu helfen und den Sport im Zusammenwirken mit dem Sportler, den Eltern, Übungsleitern und Trainern in gesunde Bahnen zu lenken. Eine der wesentlichen Maßnahmen zum Erreichen dieses Ziels ist die sportärztliche Untersuchung und Beratung.

1.2 Sportärztliche Untersuchung und Beratung

Unter der Voraussetzung, dass keine gesundheitlichen Risiken vorliegen, kann Sport die körperliche und seelische Verfassung wesentlich verbessern. Um kein Missverständnis aufkommen zu lassen: Nicht nur der Gesunde, sondern auch der Kranke, Geschädigte und Behinderte kann oder soll in vielen Fällen üben und trainieren. Er muss dabei aber stets die Maßgaben des individuellen Befundes und der damit verbundenen Belastbarkeit beachten.

Die Beurteilung der Sporttauglichkeit und die Überwachung des Gesundheitszustandes sind daher vorrangige Ziele der sportmedizinischen Untersuchung. Eine möglichst uneingeschränkte Gesundheit und

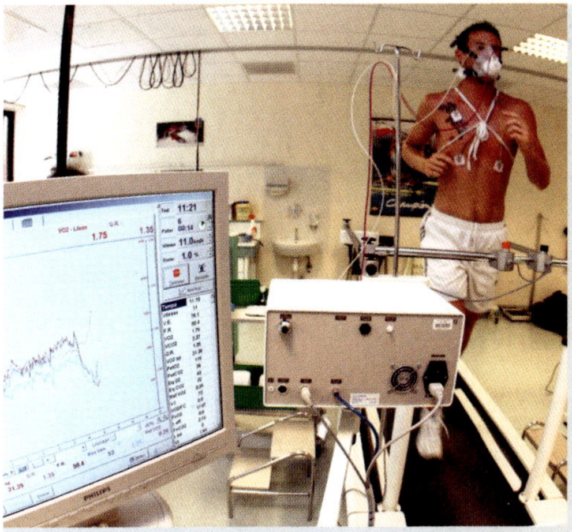

Internistische Untersuchung

altersspezifische Belastbarkeit sind wesentliche Voraussetzungen, um ohne gesundheitliche Risiken Sport treiben und an Wettkämpfen teilnehmen zu können. Die sportärztliche Untersuchung dient demnach

- der Einschätzung der Belastbarkeit aufgrund konstitutioneller Gegebenheiten, trainingsbedingter Veränderungen, vorausgegangener akuter oder vorhandener chronischer Erkrankungen sowie von Verletzungen und deren Folgen;
- der Aufdeckung unerwünschter Anpassungserscheinungen, Fehlbelastungs- und Überlastungserscheinungen u. Ä.

Einen Sportarzt aufsuchen

Im Rahmen der Beratung sorgt der Arzt für Aufklärung über die Erhaltung und Förderung von Gesundheit und Leistung sowie über den Segen und die Risiken des Sports.

Er berät darüber hinaus in Fragen der körperlichen Eignung für bestimmte Sportarten. Die Entscheidung, ob eine Sporttauglichkeit vorliegt, bleibt dem erfahrenen Sportarzt vorbehalten. In besonderen Fällen setzt er sich mit dem Hausarzt oder dem zuständigen Facharzt in Verbindung.

Regelmäßige sportärztliche Untersuchungen sind schon deshalb zu empfehlen, weil der Sportarzt weiß, welche Anforderungen in der jeweiligen Sportart gestellt werden, er den Unterschied zwischen Gesundheitssport und Leistungssport kennt und über die Besonderheiten der Sport- und Arbeitsphysiologie informiert ist. Um falsche Beurteilungen zu vermeiden, weiß der Sportarzt über die normalen Anpassungsvorgänge des trainierten Organismus Bescheid und setzt sich auch mit den konstitutionellen und physiologischen Besonderheiten der verschiedenen Altersstufen auseinander. Ein Arzt, der selbst Sport treibt oder früher Leistungssportler war, wird diese Voraussetzungen eher erfüllen als ein anderer. Er wird vor allem auch die Risiken des Sports aus eigener Erfahrung heraus besser beurteilen können.

Sportverbot – ja oder nein?

An dieser Stelle darf auch der Hinweis nicht fehlen, dass die Risiken des Leistungssports im Allgemeinen überschätzt werden. Nach unserer Erfahrung werden noch immer mehr Menschen in Unkenntnis der wirklichen Anforderungen zu Unrecht mit einem Sportverbot belegt als umgekehrt. Es ist ebenso fahrlässig wie gefährlich, einem Gesunden aufgrund einer falschen Beurteilung den Sport zu verbieten, wie einen Kranken unangemessen Sport treiben zu lassen. Die Risiken des Sports liegen eher im Alterssport – ein eigenes Thema, das den Rahmen dieser Broschüre sprengen würde. Deshalb dazu nur dies: Der gut trainierte junge Leistungssportler ist weniger gefährdet als der schlecht trainierte Senior, der wöchentlich sein Handballspiel absolviert, von Aufwärm- und Dehnübungen noch nie etwas gehört hat oder wenig davon hält.

1.3 Kriterien für die Sporttauglichkeit

Für die Beurteilung der Sporttauglichkeit ist die Anamnese, also die Vorgeschichte des Sportlers, von Bedeutung. In Einzelfällen ist die Rücksprache mit den Eltern, den Übungsleitern und Trainern bei der Beurteilung der Jugendlichen unerlässlich. In der Familienvorgeschichte sind vor allem Konstitutionsanomalien (Konstitution = Körperbau, Anomalie = eine Abweichung von der Norm) und genetisch bedingte Stoffwechselkrankheiten von Bedeutung. In der eigenen Vorgeschichte des Sportlers interessieren vor allem Infektionskrankheiten und andere überstandene Krankheiten, deren Verlauf eventuelle Entwicklungsstörungen hervorgerufen haben können. Asthmatische Beschwerden und allergische Erkrankungen

(auch Heuschnupfen) müssen ebenfalls besonders beachtet werden. Bei weiblichen Jugendlichen ist eine gynäkologische Anamnese unerlässlich. Nicht unwesentlich sind schließlich auch die beruflichen und privaten Verhältnisse und Gewohnheiten.
Achten Sie weiterhin darauf, dass der Arzt bei der Erhebung des Allgemeinbefundes auf das Verhältnis von Körpergröße zum Körpergewicht achtet und dabei nach den einzelnen Körperbautypen unterscheidet. Der Ernährungs- und Kräftezustand des Sportlers kann bereits auf Krankheitsbilder und Störungen hinweisen, die eine sportliche Aktivität zumindest für eine bestimmte Zeit verbieten.

Die Körperhaltung im Blick behalten

In der Körperhaltung spiegelt sich die Leistungsfähigkeit der Stützgewebe wider. Sie ergibt sich aus dem Zusammenwirken vieler innerer und äußerer Faktoren wie Nahrung, Stoffwechsel, hormonale Regulation, zentralnervöse Steuerung, Konstitution und äußere Lebensbedingungen. Bei Jugendlichen wird sie in besonderem Maß vom Wachstum und von der Reifeentwicklung bestimmt. Die Untersuchung der Körperhaltung Jugendlicher erstreckt sich deshalb nicht nur auf die Feststellung grober „Formfehler“, sondern auch auf die Funktionsprüfung und die Erfassung konstitutioneller Körperbaumerkmale und der Reifeentwicklung. Eine disharmonische Reifeentwicklung mit starker Betonung des Längenwachstums kann z. B. zu Haltungsschäden führen. Die Prüfung der Körperhaltung dient nicht nur der frühzeitigen Erkennung von Haltungsschäden und damit der rechtzeitigen Einleitung von Behandlungsmaßnahmen, sondern auch der Lenkung einer sinnvollen, der Leistungsbereitschaft entspre-

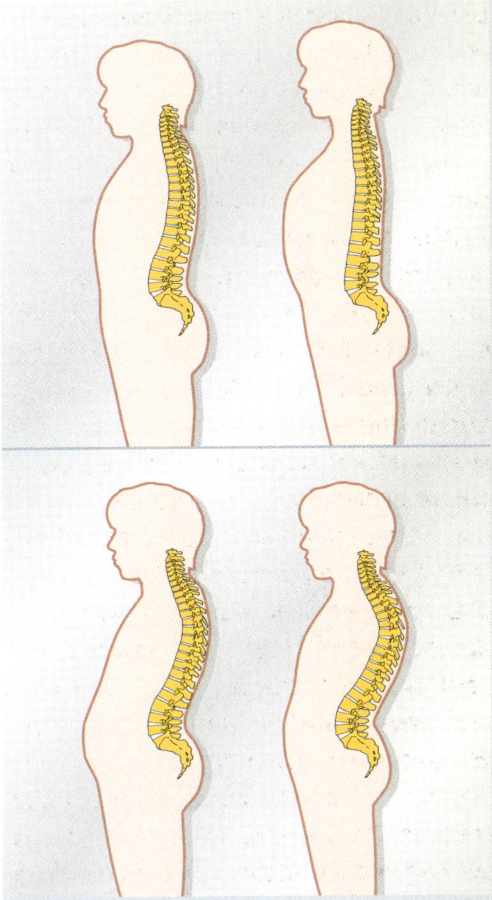

Unterschiedliche Körperhaltungen

chenden sportlichen Aktivität von Jugendlichen durch den Sportarzt.
Die Leistungsbereitschaft ist also der eine Faktor – doch wie belastbar sind Kinder und Jugendliche? Eine wichtige Frage, die nicht nur von Eltern, sondern häufig auch von Trainern oder Übungsleitern gestellt wird.

1.4 Sportliche Belastbarkeit

Sportarten mit kompliziertem Bewegungsabläufen, bei denen die Koordination bzw. die Technik im Vordergrund stehen, z. B. im Turnen, Eiskunstlauf oder Tennis, werden schon im frühen Kindesalter aufgenommen, damit später Höchstleistungen erzielt werden können. Tennisspieler beginnen beispielsweise im sechsten bis achten Lebensjahr, wobei sich Schlägerlänge und -gewicht nach den Körperproportionen der Kinder richten. Die Frühspezialisierung sollte aber nie auf Kosten einer vielseitigen sportlichen Ausbildung gehen.

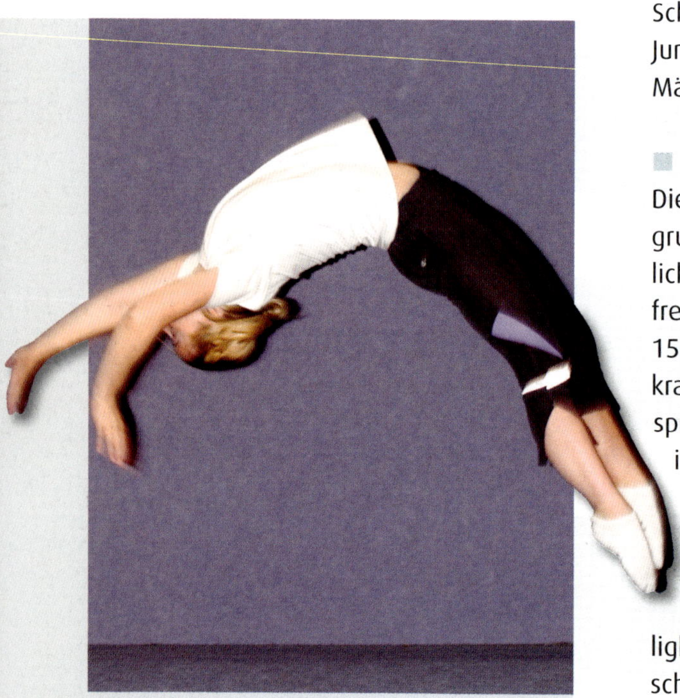

Flexibilität der Wirbelsäule.

Biologische Entwicklung

Flexibilität

Das optimale Alter zur Verbesserung der Flexibilität der Wirbelsäule (s. Bild), des Schultergürtels und des Hüftgelenks ist bei Jungen etwa das 11. bis 14. Lebensjahr, bei Mädchen beginnt es zwei Jahre früher.

Schnelligkeit

Die Grundschnelligkeit wird in der Altersgruppe der Acht- bis Elfjährigen hauptsächlich durch das Anwachsen der Bewegungsfrequenz, in der Altersgruppe der 13- bis 15-Jährigen durch die Zunahme der Schnellkraft und der statischen Kraft erhöht. Entsprechend sollte das Schnelligkeitstraining im Alter von acht bis zwölf Jahren eine Schrittfrequenzsteigerung und im Alter von 12 bis 15 Jahren eine Vergrößerung der Schnellkraft und der statischen Kraft zum Ziel haben. Ihre maximale Schnelligkeit erreichen weibliche Sportler durchschnittlich zwischen dem 17. und dem 20., männliche Sportler zwischen dem 18. und 22. Lebensjahr.

Kraft

Die Kraft lässt sich erfahrungsgemäß erst dann trainieren, wenn ein ausreichend hoher Spiegel an Testosteron (= männliches Sexualhormon) erreicht ist. Vor dem zehnten Lebensjahr kann eine Kraftsteigerung nur durch eine Verbesserung der Koordination, kaum aber durch eine trainingsbedingte Querschnittvergrößerung der Muskelfasern erzielt werden.

Da Schädigungen am Skelettsystem durch Leistungshanteltraining bekannt sind, ist ein Krafttraining im Stehen („Über-Kopf-Arbeit") zu unterlassen. Diese Trainingsform kann im Alter von 12 bis 14 Jahren zu Wirbelsäulenveränderungen führen, deren krankhafte Bedeutung oft erst nach Jahrzehnten im Verlauf zu beurteilen ist (s. Beachte). Das Hanteltraining im Liegen zur Kräftigung des Schultergürtels ist dagegen erlaubt. Der Abschluss des Wirbelsäulenwachstums ist nur röntgenologisch eindeutig zu bestimmen und liegt in der Regel zwischen dem 16. und 18. Lebensjahr.

Überstreckungen und -beugungen der Wirbelsäule mit gleichzeitiger großer Belastung, wie sie beim Turnen oder Rudern auftreten, können zu irreversiblen (nicht rückgängig zu machenden) Wirbelsäulenveränderungen (wie Morbus Scheuermann oder Wirbelgleiten) führen.

Ausdauer

Die Trainierbarkeit der Ausdauer ist vor der Pubertät (s. dazu auch Seite 13) und kurz danach größer als während. Die Ausdauerleistung von Erwachsenen wird jedoch nicht erreicht. Im Prinzip ist der Jugendliche genauso belastungsfähig und trainierbar wie der Erwachsene, weil der Wirkungsgrad für eine sportliche Leistung beim Jugendlichen und Erwachsenen ebenfalls gleich ist. Da die Skelettmuskulatur eher ermüdet als der Herzmuskel, ist eine Schädigung des gesunden Herzens durch eine intensive körperliche Belastung nicht zu erwarten. Das Herzvolumen entwickelt sich bei Jugendlichen in der Regel proportional zum Körpergewicht.

BEACHTE

Vor Aufnahme eines Leistungs-Krafttrainings sollte auf jeden Fall die Wirbelsäule von einem Orthopäden beurteilt werden, zumal angeborene Wirbelsäulenveränderungen sowie auch Wachstumsstörungen (z. B. Scheuermann'sche Erkrankung) keine Seltenheit sind. Ein Hantel-Kraft-Training mit Über-Kopf-Arbeit erfordert eine leistungsfähige Rumpfmuskulatur, um die Wirbelsäule zu stabilisieren.

Belastung und Erholung

Unterziehen sich Jugendliche einem Leistungstraining, muss gegenüber Erwachsenen eine verzögerte Erholungszeit beachtet werden. Während der Erholung fallen zuerst der Blutdruck, dann die Atemgrößen und zuletzt die Herzfrequenz ab. Je besser der Trainingszustand ist, desto schneller werden die Ruhewerte erreicht. Bei Jugendlichen sind für die Rückkehr der Ruhepulsfrequenz Extremwerte bis zu einer Stunde beobachtet worden. Die langsamere Erholung von Jugendlichen wird auf die völlige Verausgabung bei entsprechendem Ehrgeiz und Begeisterung zurückgeführt. Das Leistungstraining sollte daher durch längere Erholungspausen „jugendgemäß" durchgeführt werden.

Biologisches Alter

Bei Jugendlichen kann es zwischen dem kalendarischen und biologischen Alter beträchtliche Unterschiede geben (s. Abb. 1). Das biologische Alter kann dem Geburtsalter vorauseilen (Akzeleration) oder nachhinken (Retardation). Entscheidend für die körperliche Belastbarkeit ist immer das biologische Alter. Gegebenenfalls kann dies durch Röntgenaufnahmen der Handwurzelknochen bestimmt werden. Besonders in Phasen eines erheblichen Längenwachstums (fünf bis sieben Zentimeter pro Jahr) ist die Belastungsfähigkeit des Skelettsystems eingeschränkt.

1.5 Untersuchungen außerhalb der Routine

Außer den periodisch durchzuführenden Routineuntersuchungen, von denen nach Möglichkeit alle Sportler mindestens einmal jährlich erfasst werden sollten, gibt es für den Sportarzt darüber hinaus Anlässe, besondere Untersuchungen vorzunehmen, die sich gemäß der vorliegenden Problemstellungen in verschiedener Hinsicht von

ABB. 1: Diskrepanz zwischen kalendarischem und biologischem Alter

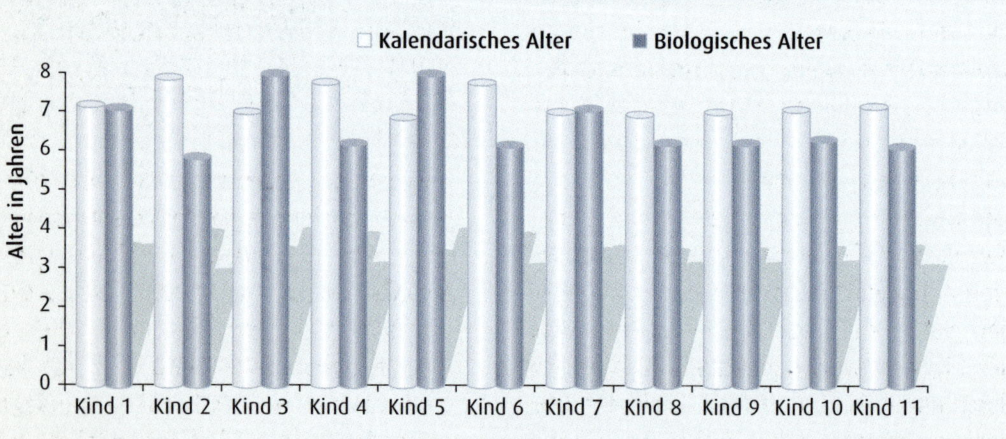

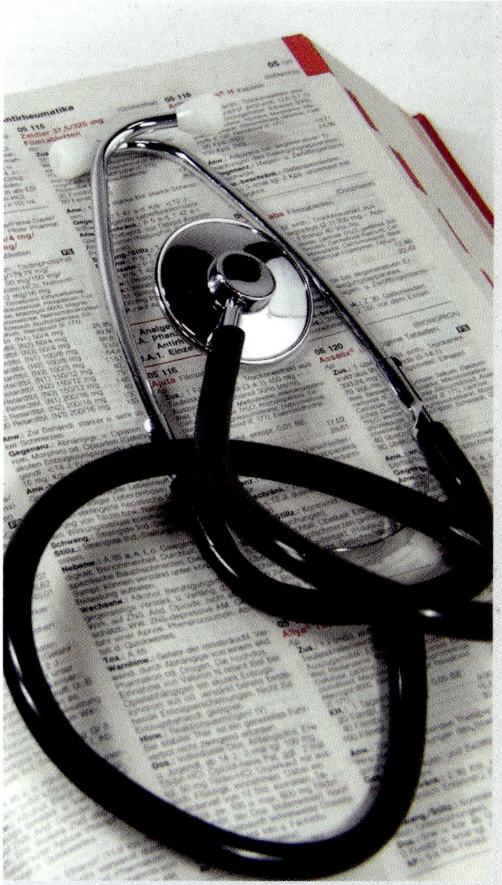

© Siegfried Fries/PIXELIO

Den Arzt seines Vertrauens sollte man sich nicht aus dem Telefonbuch suchen!

den Routineuntersuchungen unterscheiden. Im Folgenden sei dazu ein Beispiel herausgegriffen:
Längst ist es üblich geworden, Spitzenathleten vor ihrer definitiven Nominierung in eine Auswahlmannschaft einer sehr sorgfältigen sportärztlichen Untersuchung zu unterziehen. Bei diesen Spezialuntersuchungen beurteilt der Arzt nicht nur den momentanen Gesundheitszustand, sondern auch die physische und psychische Eignung des Sportlers. Für den Arzt stellen sich bei derartigen Aufgaben im Wesentlichen folgende Fragen: Gestattet es der momentane Gesundheitszustand des Athleten, ein sehr intensives Leistungstraining durchzuführen? Ist der Sportler den Anforderungen schwieriger Wettkämpfe gewachsen? Wie ist sein aktueller Trainingszustand? Diese und viele andere zum Teil individuelle Fragen muss der Arzt unter gelegentlicher Einbeziehung weiterer Spezialisten beantworten, um damit dem auftraggebenden Sportverband nicht nur die Selektion zu erleichtern und seine übernommene Verantwortung zu verringern, sondern auch um dem Athleten selbst eine größere Sicherheit zu geben.
Voraussetzung zur Übernahme einer derartigen Aufgabe ist die genaue Kenntnis der betreffenden Sportart und der dabei für einen Spitzenathleten geforderten Leistungen. Sofern der Arzt diese Kenntnisse nicht aus eigener Erfahrung besitzt, wird er sich durch engen Kontakt mit dem Athleten und dessen Trainer sowie durch die eigene Anschauung entsprechend informieren. Grundsätzlich ist es so, dass die Anforderungen im modernen Hochleistungssport außerordentlich groß sind, sodass wirklich nur hundertprozentig gesunde und leistungsfähige Athleten dafür in Frage kommen. Im Interesse des Sportlers und des betreffenden Sportverbandes dürfen keine

Konzessionen gemacht werden – auch wenn es manchmal bitter ist, einen talentierten Sportler aus gesundheitlichen Gründen zurückweisen zu müssen. „Falsches" Mitleid zahlt sich auch hier nicht aus!

Es bedarf kaum des Hinweises, dass derartige, oft heikle Aufgaben nur gelöst werden können, wenn sie entsprechend genau dokumentiert werden können. Die Untersuchungen werden daher umfassender und spezieller durchgeführt, als dies bei einer gewöhnlichen Routineuntersuchung von Durchschnittssportlern geschieht. Zudem sind die infrage kommenden Athleten in der Regel schon mehrfach durch die Kontrolle der periodischen Routineuntersuchungen gegangen, sodass grobe, sofort auffallende Befunde kaum vorliegen. Es werden daher verfeinerte und genauere Untersuchungsmethoden angewandt:

- Die Anamnese wird mit besonderer Sorgfalt und Genauigkeit aufgenommen. Zur Vereinfachung des Verfahrens hat es sich bewährt, dem Athleten vor der Untersuchung einen detaillierten Fragebogen auszuhändigen, den er selbst wahrheitsgetreu ausfüllt.
- Die genaue Herz-Kreislauf-Untersuchung hat eine besondere Bedeutung. Eine Kreislauffunktionsprüfung durch Belastungs-EKG mit Laktatmessungen und Ausbelastung bis zur Erschöpfung sind für Ausdauersportler unerlässlich.
- Es erfolgt eine genaue Suche nach möglichen Herdinfekten (z. B. Mandeln) mit entsprechend strenger Interpretation. In Zweifelsfällen werden auch Zahnröntgenbilder angefordert.
- Alle unklaren und speziellen Befunde werden mithilfe weiterer Untersuchungsmethoden und unter Einbeziehung eines oder mehrerer Spezialisten genau abgeklärt.
- Die subtile Untersuchung des Bewegungsapparates und die genaue Bestimmung des Muskel- und Gelenkstatus ist unerlässlich.
- Gegebenenfalls werden weiterführende sportartspezifische radiologische Diagnostiken (z. B. Röntgen) durchgeführt.

Im Rahmen dieser Vorgehensweise ist es fast immer möglich, eine für alle Beteiligten überzeugende Entscheidung zu treffen.

In diesem Zusammenhang sei noch auf gelegentliche Schwierigkeiten hingewiesen, die ärztliche Schweigepflicht zu wahren. Es werden grundsätzlich keine Einzelheiten über die Untersuchungsbefunde bekannt gegeben, sofern der Athlet den Arzt nicht ausdrücklich dazu ermächtigt. Eine strikte Wahrung der Schweigepflicht erleichtert die ärztliche Aufgabe und hebt das Vertrauen in den Arzt. Der Arzt darf nicht zum Werkzeug Dritter werden, er ist in erster Linie der vertraute Berater des Athleten. Aus diesem Grund werden derartige Untersuchungen nur „unter vier Augen" durchgeführt. Untersuchungsakten dürfen dem auftraggebenden Sportverband oder ähnlichen Auftraggebern nicht ohne Rücksprache ausgehändigt werden!

1.6 Pubertäre Entwicklung

Erste puberale Phase

Kompetenz, Einfühlungsvermögen und Vorbildfunktion von Übungsleitern und Trainern sind besonders gefordert, wenn die Jugendlichen die schwierige Zeit der Pubertät durchlaufen. Vor allem die erste puberale Phase fordert die Trainerqualitäten in besonderer Weise.

Diese erste puberale Phase (die Pubeszenz) beginnt im Durchschnitt bei Mädchen mit 11 bis 12 Jahren, bei Jungen etwa ein bis zwei Jahre später, und dauert bis zum 13. oder 14. bzw. bis zum 14. oder 15. Lebensjahr. Danach folgt die zweite puberale Phase (die Adoleszenz), die bei Mädchen bis zum 17. oder 18. und bei Jungen entsprechend bis zum 18. oder 19. Lebensjahr anhält. Mit dem Beginn der Pubertät lässt das Sportinteresse oft sprunghaft nach. Die Jugendlichen empfinden starken Konkurrenzdruck, die sportliche Aktivität verliert an Stellenwert. Das Hauptinteresse gilt eher dem Bedürfnis nach sozialem Kontakt zu Gleichaltrigen. Vergleichendes Wetteifern und Konkurrenzbedürfnisse verlieren im Gegensatz zu den vorhergehenden Altersstufen an Bedeutung. Für die Sportpraxis ergeben sich in diesem Alter folgende Konsequenzen:

- Die starke Größen- und Gewichtszunahme, die manchmal zu einer ausgeprägten Verschlechterung der Last-Kraft-Verhältnisse

INFO 1: Besonderheiten der ersten und zweiten puberalen Phase

Erste puberale Phase	Zweite puberale Phase
Pubeszens	**Adoleszens**
• Zunahme von Wachstums- und Sexualhormonen	**• Rückgang aller Wachstumsprozesse**
• Skelettwachstum ist schneller als das Muskulaturwachstum	**• Reharmonisierung der Bewegungen**
• Problematik „Koordination"	**• Breitenwachstum**
• Training von Ausdauer und Koordination und Beginn altersgemäßer Kräftigungsübungen	**• Gute Beweglichkeit und aerobe Leistungsfähigkeit**

führt, verringert die koordinative Leistungsfähigkeit. Die präzise Bewegungssteuerung fällt schwer, überschießende Bewegungen sind typisch für dieses Alter.

- Die erste puberale Phase zeichnet sich durch die höchste Trainierbarkeit der konditionellen Eigenschaften aus (s. Beachte). In dieser Zeit sollten demnach schwerpunktmäßig die konditionellen Fähigkeiten verbessert, die koordinativen hingegen stabilisiert und allmählich ausgebaut werden.
- Die in diesem Alter vorliegende erhöhte Intellektualität ermöglicht neue Formen des Bewegungslernens.
- Der Trainer sollte im Sinne der veränderten Erwartungshaltung der Jugendlichen größeren Wert auf die Planungsbeteiligung und Eigenrealisierung im Gruppenverband legen und ein weitgefächertes Training (mit Elementen des Lernens, Übens und Spielens) mit einer starken Individualisierung in der Führung anbieten.
- Konflikte sollten offen und ohne den Versuch einer Bevormundung geklärt werden.
- Bei der Belastungsgestaltung ist die stark schwankende Motivationslage der Jugendlichen zu beachten.
- Die erste puberale Phase stellt eine Zeit des Umbruchs dar. Fehler in der Belastungsgestaltung und vor allem in der Führung der Jugendlichen stehen an der Spitze des Ursachenkatalogs, weshalb ein nicht unbe-

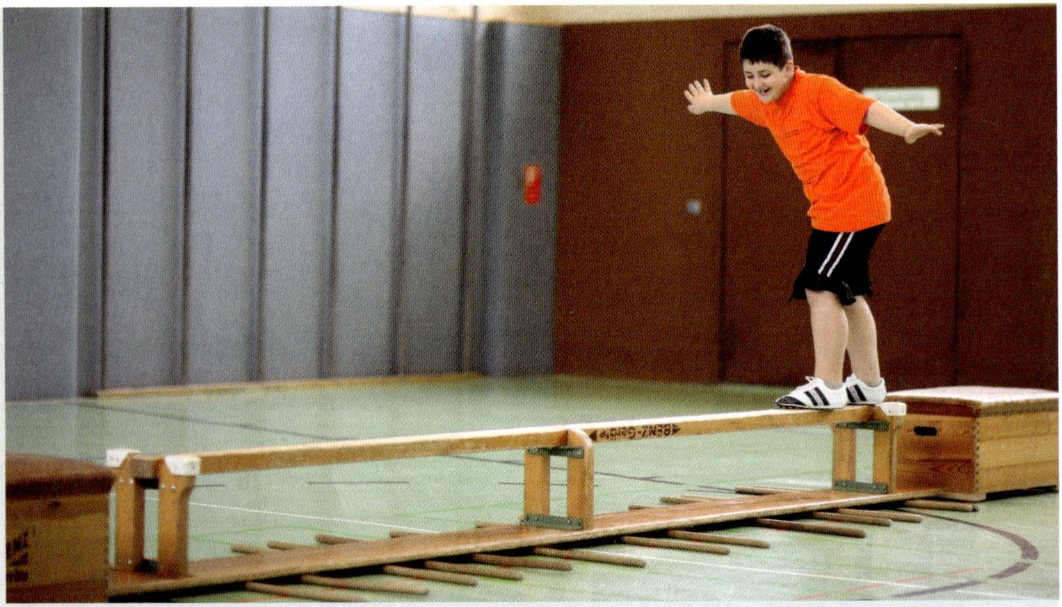

Die koordinativen Fähigkeiten (z. B. der Gleichgewichtssinn) verändern sich in der Pubertät.

trächtlicher Teil der aktiven Jugendlichen gerade in einer Zeit, in der sportliche Entwicklungsreize von besonderer Wichtigkeit wären, die sportliche Aktivität einstellt.

- Der Trainer oder Übungsleiter hat die schwierige Aufgabe, die Motivation seines Schützlings zu sportlicher Aktivität durch eine behutsame, die Eigenständigkeit des Jugendlichen fördernde und seine Wünsche respektierende partnerschaftliche Führung durch ein individuell dosiertes Übungsprogramm aufrechtzuerhalten und zu stabilisieren. Zusätzlich sind Konfliktsituationen mit entsprechendem pädagogischen Einfühlungsvermögen, Kompetenz und Vorbildfunktion zu lösen.

Zweite puberale Phase

Die Phase der Adoleszenz wirkt sich günstiger auf den Trainingsprozess aus. Dies ist im Wesentlichen auf eine Stabilisierung der hormonellen Regulation zurückzuführen, die in der ersten puberalen Phase noch stürmische Veränderungen aufwies. Die nun zunehmende psychische Ausgeglichenheit ist außerdem durch den komplexen Einfluss des sozialen Umfelds bedingt, das zu einer akzentuierten Persönlichkeitsformung und vermehrten Sozialintegration führt. Für die Sportpraxis ergeben sich folgende Konsequenzen:

- Die ausgeglichenen Körperproportionen, die stabilisierte Psyche, die erhöhte Intellektualität und die verbesserte Beobachtungsfähigkeit der Jugendlichen lassen die Adoleszenz sozusagen zu einem „zweiten goldenen Lernalter“ werden.
- Die dem Erwachsenen ähnliche hohe psychophysische Belastbarkeit in der zweiten puberalen Phase, gepaart mit der noch erhaltenen hohen Plastizität (= Formbarkeit, Veränderungsfähigkeit) des Zentralnervensystems, die typisch für das gesamte Wachstumsalter ist, erlauben umfangreiche, intensive körperliche bzw. sportliche Belastungen.
- Die zweite puberale Phase sollte für die Perfektionierung der sportartspezifischen Techniken und den Erwerb der sportart- oder disziplinspezifischen Kondition gezielt genutzt werden.

BEACHTE

Die Reiz- und Lernangebote haben sich nach den sensitiven (oder sensiblen) Phasen (= Abschnitte mit verstärkter Entwicklung) zu richten.
Die Phase der Vorpubertät sollte vor allem auf die Verbesserung der motorischen Hauptbeanspruchungsformen des Bewegungsapparates (also der koordinativen Fähigkeiten und der Flexibilität) und generell auf die Erweiterung des allgemeinen Bewegungsschatzes ausgerichtet sein.
Die Zeit der Pubertät sollte vor allem für die Schulung der konditionellen Fähigkeiten genutzt werden.

■ ■ ■ 1.7 Pädagogische Überlegungen

Im modernen Leistungssport verlagert sich ein gezieltes Training heute in ein zunehmend jüngeres Lebensalter. Trainingsmethoden, die primär für Erwachsene entwickelt wurden, werden oft direkt ohne ausreichende Berücksichtigung des jeweiligen Entwicklungsstadiums und der individuellen Variationsbreite bei Kindern angewandt. Dabei sollten sich die Trainer und Übungsleiter die möglichen kurz- und langfristigen Risiken, die Jugendliche durch Training im Leistungssport eingehen, sehr genau bewusst machen und bedenken.

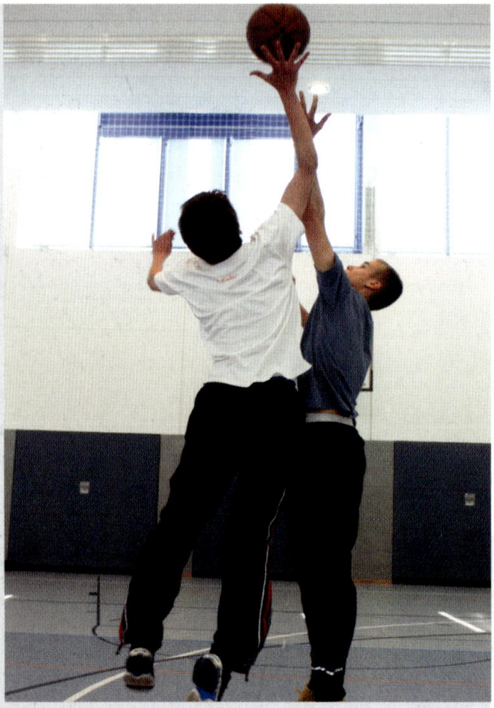

Kleine wie große Spiele gehören zur Grundausbildung jeder Sportart.

Kinder sind keine Miniaturmodelle eines Erwachsenen. Sie reifen individuell unterschiedlich, der Verlauf der Pubertät kann zwischen vier und sechs Jahren liegen. Dieser physiologische Schwankungsbereich der Entwicklung wird nicht immer ausreichend beachtet. Die Kenntnis der speziellen Eigenheiten des Bewegungssystems beim Heranwachsenden ist jedoch von großer Bedeutung.

Solche Trainingsmethoden, die den Sport von der eigentlichen Freizeitbeschäftigung, die er sein sollte, zur regelmäßigen monotonen und harten Arbeit pervertieren lassen, müssen sehr kritisch infrage gestellt werden. Das eigentliche Ziel des Sports mit Jugendlichen sollte darin bestehen, möglichst viele zum aktiven Sport zu führen, um dadurch ein großes Potenzial zu schaffen, aus dem sich langfristig gesehen die späteren Spitzenathleten entwickeln können.

Das Kind sollte durch den Sport ein Bedürfnis nach körperlicher Aktivität entwickeln, das den Sport auch dann, wenn es zum Erwachsenen herangereift ist, zum selbstverständlichen Mittel der Aufrechterhaltung körperlicher Leistungsfähigkeit und Gesundheit im gesamten Verlauf des Lebens werden lässt.

Der Schwerpunkt des Trainings sollte in diesem Abschnitt des Lebens, in dem die Jugendlichen besonders aufnahmefähig sind und sehr leicht lernen, im koordinativen Bereich und der Förderung der Beweglichkeit liegen. Ein solches Training sollte möglichst interessant und mit hohem Aufforderungscharakter ausgeführt werden. Erschöpfende körperliche Belastungen und Spezialisierungen in bestimmte Sportbereiche sind für diejenigen, die den Ehrgeiz zum Weitermachen mitbringen, in ein späteres Stadium zu verlegen.

In der Welt des Sports ist die Meinung, dass der Effekt eines Trainings umso größer sein wird, je früher man damit beginnt, weit verbreitet. Aufgrund wissenschaftlicher Untersuchungen lässt sich eine solche These bisher nicht belegen. Im Gegenteil: Es stellt sich stattdessen die Frage, ob ein allzu hartes und intensives Training in früheren Lebensabschnitten mit negativen Effekten für die Gesundheit im späteren Leben verbunden sein kann. Unabhängig von solchen Überlegungen kann schon das allzu harte Training an sich für viele Jugendliche der entscheidende Grund sein, um mit dem Sport aufzuhören.

□□□ BEACHTE

- Ein intensives Training Jugendlicher mit dem Ziel, aus ihnen spätere Spitzenathleten zu machen, sollte nicht ohne eine sportmedizinische Eingangsuntersuchung durchgeführt werden. Zudem gehört eine ständige ärztliche Überwachung dazu.
- Jeder, der für das Training Heranwachsender verantwortlich ist, sollte über hinreichende Kenntnisse bezüglich der körperlichen Entwicklung in der Pubertät verfügen.
- Trainingsprogramme sind individuell zu gestalten – für Jugendliche des gleichen chronologischen Alters kann die Reife – biologisch gesehen – um vier bis fünf Jahre variieren.
- Das Training sollte sich grundsätzlich nach den Bedürfnissen des Menschen richten, nicht umgekehrt.

ZUSAMMENFASSUNG

- Zu einer sportärztlichen Untersuchung gehört ein orthopädischer und internistischer Check.
- Für die Beurteilung der Sporttauglichkeit ist neben dem aktuellen Befund auch die Anamnese (= gesundheitliche Vorgeschichte) von Bedeutung.
- Die sportliche Belastbarkeit verändert sich mit dem biologischen Entwicklungsstand. Die Reiz- und Lernangebote sollten sich an den sensiblen Phasen orientieren.
- In der Pubertät verändert sich der Körper eines Jugendlichen stark. Die erste puberale Phase eignet sich sehr gut für konditionelles Training, die koordinative Leistungsfähigkeit ist dagegen häufig gestört.
- In der zweiten puberalen Phase werden sportartspezifische Techniken perfektioniert.

WAS ERWARTET SIE HIER?

Sie erfahren, wie Sportmediziner zwischen

- Überlastungsschäden und
- Sportverletzungen unterscheiden, welche

Verletzungen am häufigsten auftreten und wie sie im Falle eines Sportunfalls mit entsprechenden Erste-Hilfe-Maßnahmen richtig reagieren.

2.1 Einführung

Erfahrungsgemäß bereiten den Trainern und Übungsleitern nicht so sehr die schweren, akuten Verletzungen ihrer Sportler Probleme, denn diese werden in aller Regel nach ersten Hilfeleistungen (s. Seite 26) in den Kliniken gut behandelt. Viel problematischer sind subakute (= weniger heftige, zeitlich zwischen akuter und chronischer

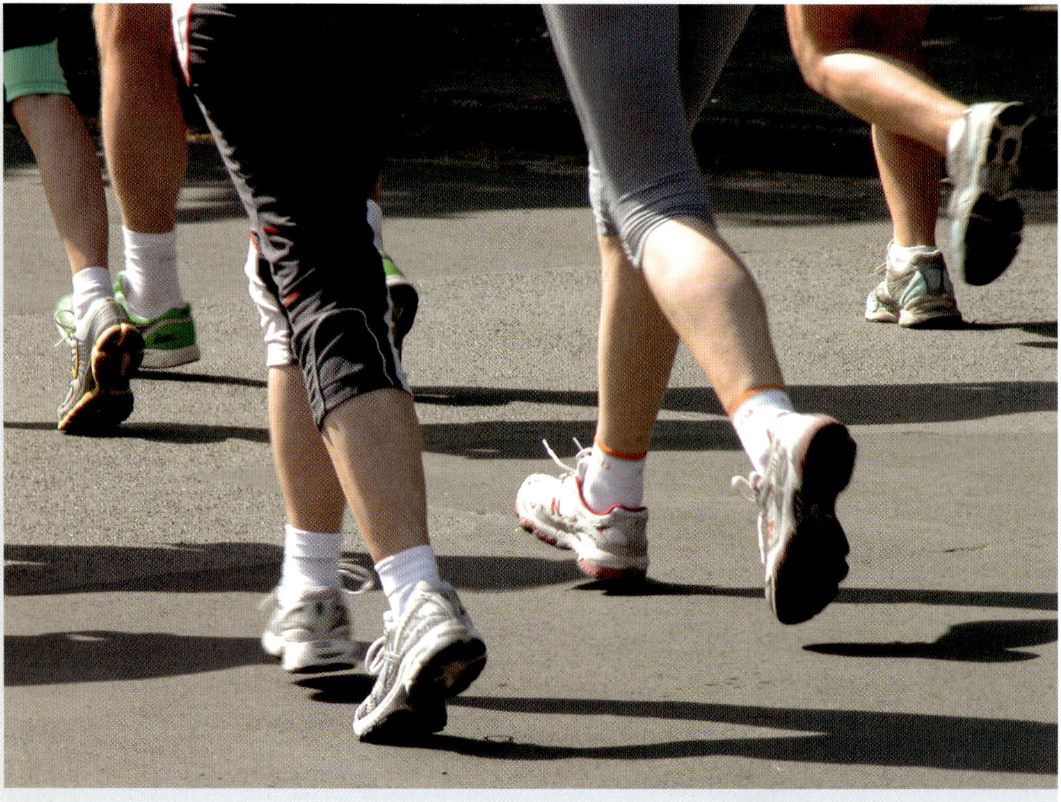

Lang andauernde Belastungen wie Joggen begünstigen Überlastungsschäden.

Verletzung) und chronische Schädigungen. So sind z. B. Meniskus- oder Überlastungsschäden einschließlich entzündlicher Reizungen an Knochenhaut, Sehnen oder Schleimbeuteln oft nur schwer festzustellen und zu behandeln. Hinzu kommt, dass bei Trainern und Übungsleitern häufig ein Mangel an Verständnis und Wissen in diesem Bereich vorliegt.

■■■ 2.2 Verletzungen erkennen

Die Sportmedizin unterscheidet zwischen Überlastungsschäden und Sportverletzungen. Zu den typischen Verletzungen zählen Prellungen, Zerrungen, Kapselbandläsionen, Muskelfaserrisse und Frakturen.

Sportverletzungen unterscheiden sich im Grundsatz nicht von Arbeits- und häuslichen Unfällen, doch es gibt in Abhängigkeit vom Leistungsniveau des Sportlers und von speziellen Aspekten, die sich nach der Verletzung in der Wiedergewinnung der sportlichen Leistungsfähigkeit ergeben, qualitative Unterschiede in der Art der Schädigung, der optimalen Form der Behandlung und sonstiger Maßnahmen.

Typische Überlastungsschäden sind z. B. Entzündungen im Übergangsbereich von Sehne zu Knochen (sogenannte Insertionstendopathien) wie beim Tennisellenbogen, Patellaspitzensyndrom (auch Springerknie) oder Achillessehnenentzündungen und Arthrosen wie die Gonarthrose. Im Gegensatz zu den akuten, unfallbedingten Verletzungen sind die Überlastungsschäden des Bewegungsapparates z. B. beim Langstreckenlauf häufiger. Untersuchungen haben ergeben, dass nicht weniger als 60 Prozent der aufgetretenen Schäden auf Trainingsfehler, die restlichen 40 Prozent auf anatomische Faktoren, fehlende sportärztliche Untersuchungen, nicht geeignete Ausrüstung (z. B. Schuhwerk) und schlechte Bodenbeschaffenheiten zurückzuführen sind. Generell entstehen viele Überlastungssyndrome durch eine falsche Technik oder durch zu hohe Trainingsumfänge und -intensitäten.

Erfahrene Sportärzte, die (am besten) selbst Leistungssport betrieben haben, sind auch in solchen Fällen die idealen Partner für die Sportler bzw. ihre Trainer und Übungsleiter.

□□□ BEACHTE

Beschwerden aus anatomischen Gründen bedürfen immer einer sehr sorgfältigen Untersuchung durch einen Sportorthopäden, da sie sehr oft nicht an den Stellen der anatomischen Defekte oder Fehlstellungen auftreten. Sie können – meistens infolge der Hebelwirkungen von Ober- und Unterschenkelknochen – weit ausstrahlen, sodass der Ort des Schmerzes nicht notwendigerweise auch der Ort der Schmerzursache ist!

Aufgrund der Tatsache, dass Kinder heute in bestimmten Sportarten wie Turnen, Eiskunstlauf, Tennis und Schwimmen schon im Alter von fünf bis sechs Jahren mit dem Leistungstraining beginnen, ist das Risiko für Sportschäden mit Langzeitfolgen entsprechend größer geworden. Auch in Mannschaftssportarten wie im Fußball hat sich der Beginn von Training und Spielbetrieb in ein früheres Lebensalter verlagert.

Nicht selten wird dabei von Trainern übersehen, dass die Entwicklung des Bewegungsapparats im Verlauf des Trainingsprozesses von der Reaktion auf ständig wiederholte Belastungen bestimmt wird. Die Anpassung als Folge eines einseitigen Trainings kann zu bleibenden Veränderungen führen. Ein Beispiel für die Auswirkungen eines einseitigen Trainings lässt sich bei jungen Turnern zeigen: Durch ein über längere Zeit einseitig ausgeführtes Training vergrößert sich das Bewegungsausmaß der Wirbelsäule. Es entstehen bleibende Veränderungen an Wirbelkörpern und am Becken. Das Bewegungsausmaß der einzelnen Knochen untereinander, die den Beckengürtel bilden, vergrößert sich.

Bisher ist zwar noch nicht endgültig geklärt, welche Bedeutung solche Veränderungen auf Dauer haben, trotzdem sollte ein regelmäßiges körperliches Training bei Kindern und Jugendlichen unter ebenfalls regelmäßiger ärztlicher Begleitung bzw. Kontrolle erfolgen. Ständiges einseitiges Training ist außerdem zu vermeiden. Aus sportmedizinischer Sicht sollten Regularien, die zu einer Favorisierung abnormaler Beweglichkeit führen, wie dies z. B. bei der Bewertung mancher Turnwettbewerbe zu beobachten ist, dringend geändert werden.

Prinzipiell sollte der Sport für Kinder und Jugendliche mit Freude und Spaß verbunden und möglichst umfassend sein und kein hartes, entbehrungsreiches, einseitiges Training darstellen. Die für erwachsene Sportler im Training geltenden Grundsätze lassen sich nicht uneingeschränkt auf Jugendliche übertragen. Sie müssen dem jeweiligen Entwicklungsstand angepasst werden.

2.3 Sportverletzungen

Bei Kindern und Jugendlichen sind die Knochen die verletzungsanfälligsten Strukturen. Auch wenn sich kindliche Knochen auf eine Reihe unterschiedlicher Belastungen einstellen können und dabei den Knochen des Erwachsenen überlegen sind, haben sie bei weitem nicht die Anpassungsfähigkeit des Herz-Kreislauf-Systems oder der Muskulatur. Bei Kindern und Jugendlichen, die regelmäßig trainieren, kann sich die Muskulatur schneller entwickeln als das Knochensystem. So entstehen gesundheitliche Risiken durch ungewohnte Belastungen.

In den letzten Jahren wurden aufgrund eines immer intensiveren Trainings auch bei Kindern zunehmend Überlastungsschäden

□ □ □ ABB. 2: Lokalisation von typischen Verletzungen in einzelnen Sportarten

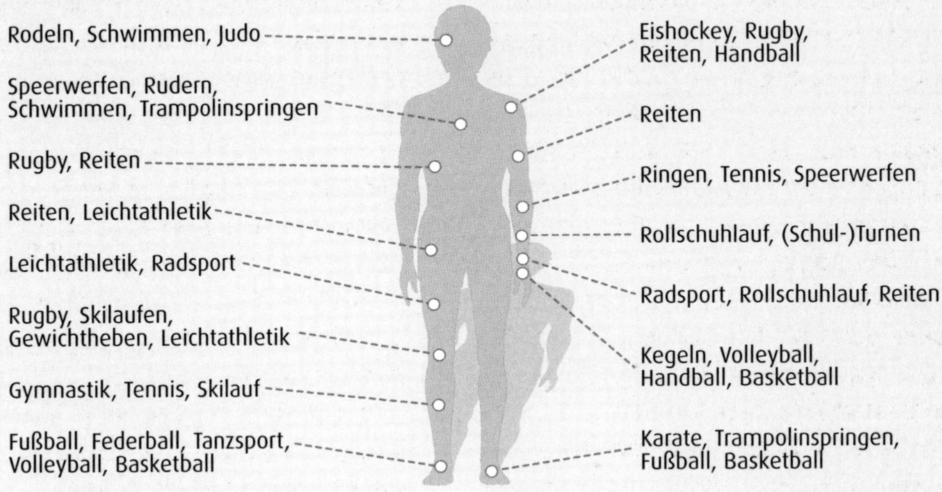

festgestellt. Dabei ist zum Teil auch die Knochenwachstumszone (= Epiphyse) betroffen. Um dagegen vorzubeugen, sollte jeder Trainer mit den nachfolgenden Kenntnissen vertraut sein.

Verletzungen der Wachstumszone

Das Längenwachstum des Knochens findet im Bereich der Wachstumszone, also der knorpeligen Epiphysenfuge, statt. Diese ist weniger widerstandsfähig gegenüber Belastungen als der Knochen selbst.

Dabei bestimmen neben dem Knochenalter auch die hormonalen Faktoren die Auswirkungen eines körperlichen Trainings auf den Knorpel der Epiphysenfuge. Der Knorpel der Wachstumsfuge weist die geringste Widerstandsfähigkeit zum einen während der Pubertät und zum anderen gegen Ende der Wachstumsperiode auf, da er dann allmählich seine elastischen Eigenschaften verliert.

Bei Jugendlichen ist die Festigkeit der Epiphysenknorpel geringer als die von Sehnen und Bändern. Aus diesem Grund wird eine Krafteinwirkung, die beim Erwachsenen zu einem Riss eines kräftigen Bandes führen kann, bei Heranwachsenden eher eine Epiphysenreaktion bewirken. Dies sei am Beispiel des Kniegelenks veranschaulicht:

Eine seitlich auf das Knie des Erwachsenen einwirkende Kraft kann zu einem Riss des Innenbandes und des vorderen Kreuzbandes führen. Beim Kind und bei Jugendlichen wird eher eine Epiphysenverletzung die Fol-

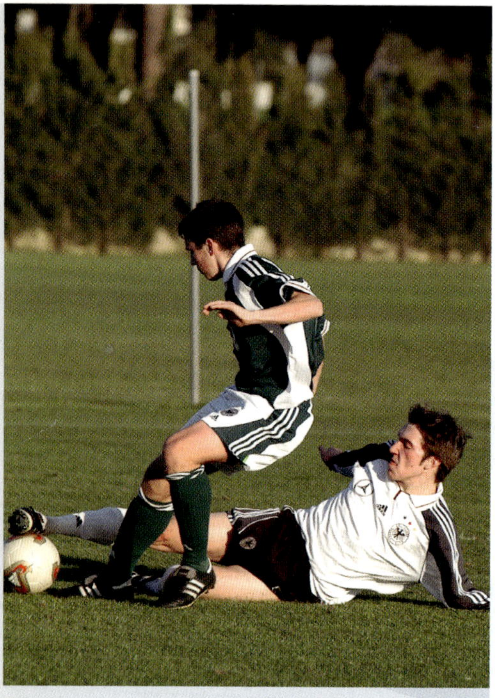

Verletzungsrisiko „Körperkontakt"

ge sein. Besteht beim Jugendlichen der Verdacht auf den Riss eines größeren Bandes, sollten eine Röntgenaufnahme und eine Kernspintomographie durchgeführt werden. Sie zeigt Knochenschädigungen ebenso deutlich wie eventuelle Verletzungen der Epiphysenknorpel.

Die Epiphysenknorpel sind außerdem auch weniger widerstandsfähig als das Bindegewebe der Gelenkkapseln. Aus diesem Grund werden Epiphysenverletzungen nach Unfällen von Kindern und Jugendlichen wesentlich häufiger beobachtet als Gelenkluxationen (= Ausrenkungen).

In etwa zehn Prozent der Fälle führen Schädigungen der Wachstumszonen zu mehr oder minder ausgeprägten Störungen des Längenwachstums.

Es können Asymmetrien entstehen, da der Knochen sein Wachstum auf der gesunden Seite während der Ausheilung des Epiphysenschadens fortsetzt. Als Folge einer Epiphysenfugenverletzung (z. B. am Oberschenkelknochen) kann eine Längendifferenz beider Seiten von mehreren Zentimetern auftreten. Gelegentlich betrifft eine solche Verletzung auch nur Teile des Epiphysenknorpels. So kann es zu Verformungen des Knochens kommen.

Ausrissfrakturen

Im Gegensatz zum Erwachsenen sind die Sehnen, Bänder und Muskeln beim Jugendlichen widerstandsfähiger als die Knochen. Verletzungen oder Überlastungen führen daher bei Kindern und Jugendlichen vorzugsweise zu Knochenschädigungen. Die Wahrscheinlichkeit, dass es dabei zu einem Ausriss im Bereich des knöchernen Ansatzes eines Bandes oder eines Muskels kommt, ist daher größer, als dass der Muskel oder das Band selbst reißen. Solche Ausrissfrakturen finden sich oft im Bereich der Wachstumszonen von eher flachen Knochen, vor allem an der Vorderseite des Beckens oder am Sitzbein im Bereich des Ursprungs der Kniesehnenmuskulatur.

Knöcherne Ausrisse entstehen meist plötzlich, im Verlauf schneller, kräftiger Kontraktionen der entsprechenden Muskulatur.
Tritt bei einem Jugendlichen nach einer unfallbedingten Verletzung Druckempfindlichkeit, Schwellung und Bluterguss im geschädigten Bereich auf, sollte daher sicherheitshalber eine Röntgenaufnahme veranlasst werden.
Bei einer Ausrissfraktur muss nicht immer ein Knochenfragment (Bruchstück) ausgesprengt werden, gelegentlich wird auch nur ein Stück der Knochenhaut im Bereich der Ansatzstelle einer Sehne oder eines Bandes ausgerissen. Auch dadurch kommt es zur Funktionsbeeinträchtigung von Muskeln oder Bändern, obwohl ein röntgenologischer Nachweis der Schädigung nicht oder nur schwer möglich ist. Für eine korrekte Diagnose und die Auswahl des geeigneten Behandlungsverfahrens ist aus diesem Grund die funktionelle Beurteilung der Muskulatur und der Gelenkstabilität von entscheidender Bedeutung.
Der Ausriss eines Muskelansatzes muss noch ernsthafter gesehen werden als ein einfacher Muskel- oder Sehnenriss. Medizinisch hat er praktisch dieselbe Bedeutung wie ein Knochenbruch. Verletzungen, die bei Jugendlichen mit solchen Ausrissen einhergehen, müssen daher von Muskelrissen unterschieden werden, die beim Erwachsenen unter derselben Gewalteinwirkung entstehen würden. Die Heilungsdauer ist bei solchen Ausrissfrakturen bedeutend länger als bei Muskelrissen. Sie kann in Abhängigkeit von der jeweiligen Therapie zwischen ein und sechs Monaten andauern.
In solchen und ähnlichen Fällen ist die Frühdiagnose eines solchen Knochenausrisses wichtig, damit mit der geeigneten Behandlung rechtzeitig begonnen werden kann. Werden diese Verletzungen übersehen, können chronische Beschwerden, statische Funktionsbeeinträchtigungen und deutliche Störungen des Bewegungsausmaßes entstehen.

Überlastungsschäden

Überlastungsschäden treten bei Jugendlichen vorzugsweise im Bereich der sogenannten Apophysen auf, also in den Knochenanteilen, die Ansätze für Sehnen darstellen.

Apophysenentzündung

Entzündliche Apophysenreizungen infolge von Überlastung werden vor allem in Sportarten beobachtet, in denen viele Sprünge und Kniebeugen ausgeführt werden, z. B. im Fußball oder im Weit- und Hochsprung. Dabei kommt es jeweils zu einem erheblichen Dehnungsreiz der Apophyse und in der Folge zur Überlastung. Am häufigsten tritt eine solche Apophysenentzündung am Ansatz der Patellasehne (am Schienbein) auf.
Relativ eindeutige Symptome sind Schmerzen, Druckschmerzen und Schwellungen. Röntgenologisch lässt sich eventuell eine

Knochenfragmentation im Bereich des Sehnenansatzes nachweisen (z. B. Morbus Osgood-Schlatter).

Apophysenentzündungen werden außerdem häufig am Ansatz der Achillessehne (am Fersenbein) beobachtet. Im Fall einer entzündlichen Apophysenreizung sollte der betroffene Athlet alle schmerzauslösenden Bewegungen vermeiden, bis Beschwerdefreiheit besteht. Er geht sonst das Risiko eines sehr langwierigen Krankheitsverlaufes ein. Die Therapie von Apophysenentzündungen erfolgt konservativ und unter ärztlicher Kontrolle.

Die häufigste Ursache für eine Apophysenreizung ist die einseitige Belastung. An dieser Stelle muss daher vor der Art und Weise gewarnt werden, wie ein Krafttraining heute häufig bei jugendlichen, noch wachsenden Sportlern durchgeführt wird.

Das Krafttraining mit schweren Gewichten lässt die Kraft der Muskulatur schneller anwachsen als die Widerstandsfähigkeit des Knochensystems. In der Folge können die beschriebenen Apophysenreizungen und Ausrissfrakturen entstehen. Vor Abschluss des Wachstumsalters sollte das Krafttraining daher vorzugsweise mit dem eigenen Körpergewicht ausgeführt werden.

Ermüdungsbrüche

Einseitige, zu intensiv ausgeführte Trainingsbelastungen können zu Stress- bzw. Ermüdungsfrakturen führen, wenn die Grenzen der Anpassungsfähigkeit des Organismus überschritten werden. Bei sporttreibenden Kindern treten solche Ermüdungs-

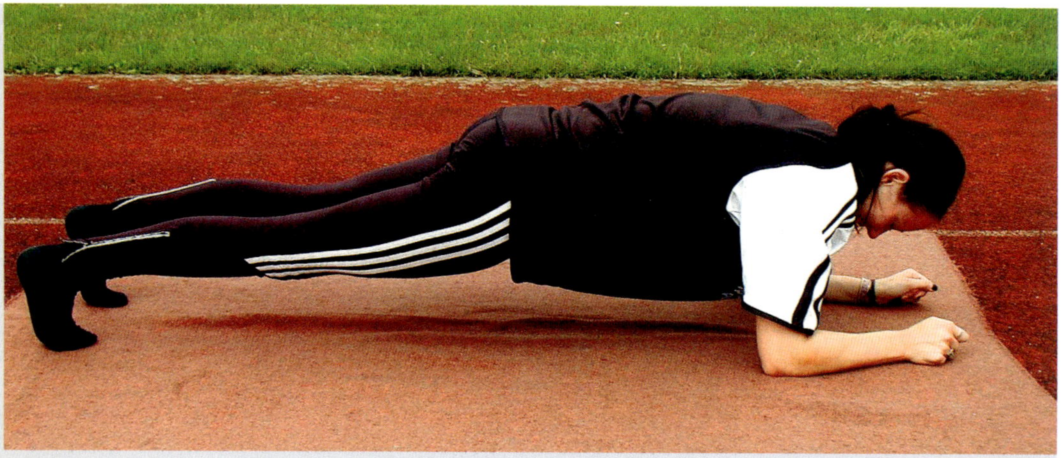

Stabilisationsübungen sind klassische Kräftigungsübungen ohne Zusatzgewicht.

brüche bereits ab dem siebten Lebensjahr auf, meist werden sie jedoch bei Jugendlichen diagnostiziert.
Stressfrakturen sind Schädigungen, die schon bei ganz normalen Belastungen auftreten können, wenn diese über sehr lange Zeit hinweg ausgeführt werden (z. B. im Langstreckenlauf). Auch Belastungen mit geringer Frequenz, aber unter hohem Krafteinsatz (z. B. im Gewichtheben) können dazu führen. Das größte Risiko haben Belastungen mit hohem Krafteinsatz und hoher Wiederholungsfrequenz. Prinzipiell können Ermüdungsbrüche jeden Knochen im Körper betreffen, vorzugsweise werden sie aber im Bereich der Beine beobachtet. Am häufigsten sind die Mittelfußknochen betroffen. Typisch sind Ermüdungsbrüche außerdem am Schien- oder Wadenbein, am Oberschenkelknochen, am Hüftbein und an Wirbelkörperbögen. An eine solche Stressfraktur ist immer dann zu denken, wenn die Sportler über belastungsabhängige Beschwerden klagen und sie zuvor bestimmte Bewegungen über sehr lange Zeit oder mit sehr hohem Krafteinsatz ausgeführt haben. In Ruhe bestehen dagegen im Allgemeinen keine Schmerzen oder Beeinträchtigungen. Im Rahmen einer klinischen Untersuchung kann die Diagnose aufgrund des Vorliegens örtlicher Druckschmerzhaftigkeit und Schwellung über dem schmerzhaften Bereich, ergänzt durch Röntgenbilder und eventuelle Kernspintomographien, gestellt werden.

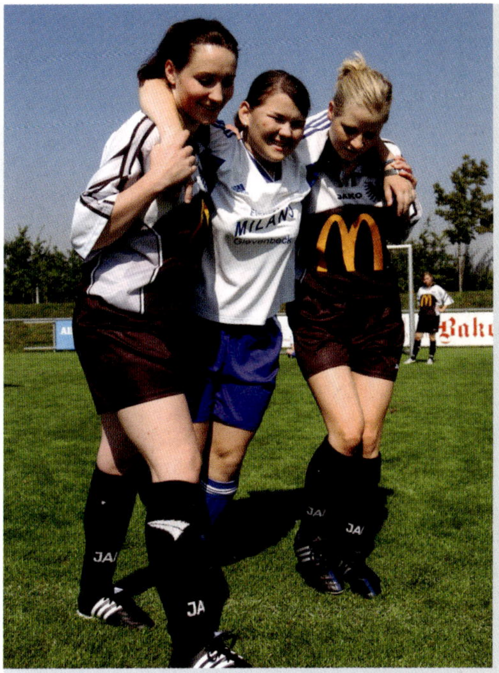

Das muss nicht sein: Verletzungen kann man vorbeugen!

Das Risiko für das Auftreten solcher Verletzungen lässt sich vor allem durch das allmähliche Steigern des Trainingumfangs und der -intensität reduzieren. Außerdem hat der Trainer auf regelmäßige Ruhepausen zwischen den Trainingsphasen zu achten, um eine ausreichende Erholung für den Organismus sicherzustellen.
Einen nicht unerheblichen Einfluss auf die Entstehung von Stressfrakturen haben zudem die Beschaffenheit des Bodens, auf dem trainiert wird, und die Konstruktion der Schuhe. Sportler, die vorzugsweise auf harten Oberflächen laufen, sollten Schuhe tra-

gen, die besonders gute energieabsorbierende Eigenschaften aufweisen. Wechselt man von harten auf weiche Oberflächen oder umgekehrt, sollte die Trainingsintensität im Verlauf der Übergangsphase reduziert werden.

Knorpelschädigungen

Im Vergleich zu Erwachsenen sind das kollagene Gewebe (= Struktureiweiß des Bindegewebes) und die Wachstumszonen bei Jugendlichen besser mit Blutgefäßen versorgt. Es weist andererseits eine geringere Dehnungsbelastbarkeit auf.

Gelenkverstauchungen oder direkt einwirkende Traumen können daher bei Kindern und Jugendlichen leichter zu Gelenkknorpelschädigungen führen als bei Erwachsenen. So können beispielsweise länger einwirkende extreme Kniegelenksbelastungen, wie etwa im Skiabfahrtslauf oder beim Segeln, Schädigungen des Gelenkknorpels im Bereich der Kniescheibe bewirken. Diese Erkrankung, fachsprachlich patello-femorales Schmerzsyndrom oder auch Chondrapathia patellae genannt, äußert sich in Schmerzen im Bereich des Kniegelenks, vor allem an der Kniescheibe. Ausgelöst werden sie vor allem durch Bergab- oder Bergauflaufen bzw. beim Springen. Der Gelenkknorpel der Kniescheibe weicht auf, es kommt zu einem zunehmenden Verschleiß. Der Mechanismus der Schmerzentstehung ist nicht genau zu erklären, da der Knorpel selbst nicht mit Nerven versorgt ist. Möglicherweise gehen die Beschwerden von der Gelenkinnenhaut aus.

Auch der genaue Pathomechanismus der Entstehung dieser Knorpelschädigung ist bisher noch unzureichend geklärt. Die Beschwerden bessern sich unter körperlicher Schonung und Physiotherapie mit begleitenden elektrophysikalischen Maßnahmen. Eine weitere mögliche Knorpelschädigung bei Jugendlichen ist die sogenannte Osteochondrosis dissecans, eine Störung des Knochen- bzw. Knorpelübergangs. Im Extremfall bricht ein Teil des befallenen Areals heraus, der freie Gelenkkörper führt dann zu Beschwerden.

2.4 Maßnahmen bei Verletzungen und Unfällen

Erste Hilfe und Verbandstechniken

In einem Notfallbeutel sollten immer die notwendigsten Hilfsmittel

- zur Wundversorgung,
- zur Kompression durch Druck- und
- zum Stützen durch Stützverbände

griffbereit sein. In Abstimmung mit dem Arzt ist er durch besondere Medikamente zu ergänzen.

Zur Wundversorgung sind sterile Kompressen, Mullbinden, Pflaster (auch Blasenpflaster) und Klammerpflaster zu empfehlen. Einmalhandschuhe gehören für Erste-Hilfe-Leistende ebenfalls zur Pflichtausrüstung und dienen der Vorbeugung gegen Infektionen, die durch Körperflüssigkeiten übertragen werden. Zur Kompression sollten einige elastische Binden mitgeführt werden. Für Salbenverbände benötigen Sie Salben oder Gele mit schmerzlindernder und entzündungshemmender Wirkung und zur Abdeckung der Salben Haushaltsfolie.

Zur Kühlung von Verrenkungen und Verstauchungen und zur Verhinderung weiterer Schwellungen sind Umschläge mit Crash-Eisbeuteln am besten geeignet. Wenn nichts anderes zur Verfügung steht, schafft auch kaltes Wasser gewisse Erleichterung. Kältesprays beeinflussen eher die Schmerzempfindung.

Für Stützverbände sollten außer elastischen Binden einige Rollen Sporttape, selbstklebende Binden und Heftpflaster mitgeführt werden. Wichtig ist auch ein Dreieckstuch, um bei schweren Arm- oder Schulterverletzungen den Arm ruhigzustellen. Inzwischen gibt es auch aufblasbare Schienen, die aber eher in die Notfallausrüstung des Arztes gehören.

Mit Instrumenten wie z. B. Pinzetten sollten Laien nicht in offenen Wunden „hantieren". Entfernen Sie Schmutz oder Fremdkörper nicht mit einem Taschenmesser oder sonstigem Werkzeug aus offenen Wunden. Alle Partikel, die nicht unter fließendem Wasser

□ □ □ ABB. 3: P – E – C – H-Regel

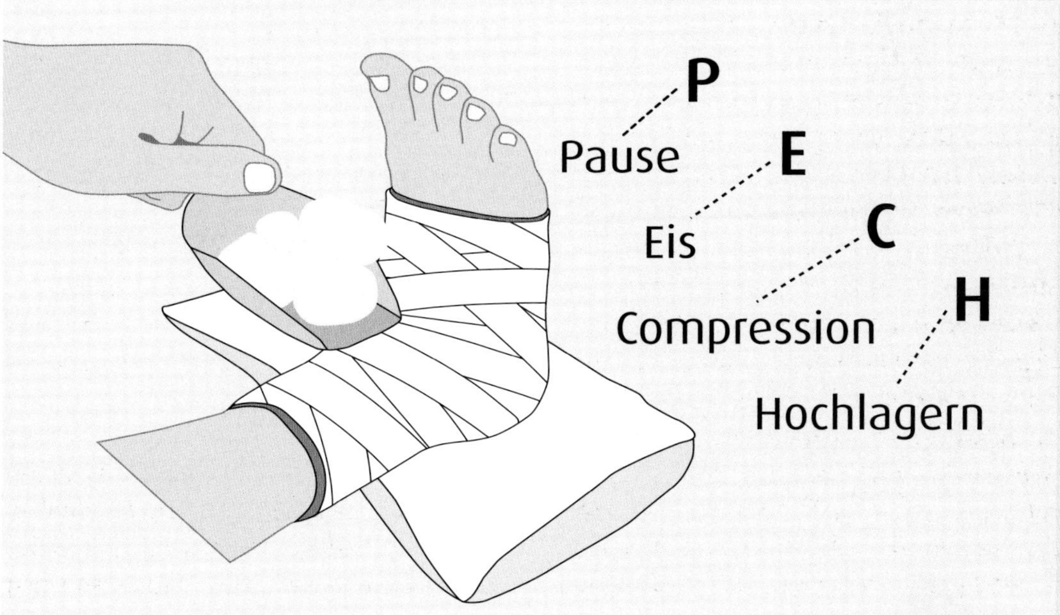

ausgewaschen werden können, sollten vom Arzt mit sterilen Instrumenten entfernt werden. Deshalb reicht in der Regel eine Schere im Notfallbeutel aus, um das Verbandsmaterial in erforderlicher Länge zuschneiden zu können.
Bei Sportunfällen in der kälteren Jahreszeit kann eine warme Decke oder Isolierfolie ein wichtiges Hilfsmittel zur Vorbeugung von Auskühlung sein.

Notverbände

Im Rahmen der Nothilfe werden zwei Arten von Verbänden unterschieden: die Kompressions- oder Druckverbände und die Ruhigstellungs- oder Schienungsverbände. Die Kompressions- oder Druckverbände dienen vor allem der Blutstillung, die Ruhigstellungs- oder Schienungsverbände sollen bei Knochenbrüchen eine Erstversorgung bis zur chirurgischen Behandlung in der Klinik sicherstellen.

Kompressions- oder Druckverbände

Arterielle Blutungen sind immer sehr ernst zu nehmen. Verletzungen größerer Schlagadern sind meist lebensgefährlich. Weit verbreitet ist die Meinung, dass eine solche Blutung durch Abbinden der Extremität zum Stillstand gebracht werden muss. Dies erfordert jedoch nicht nur entsprechende Abschnürbinden (notfalls auch einen Gummischlauch), sondern auch ziemliche Kraft

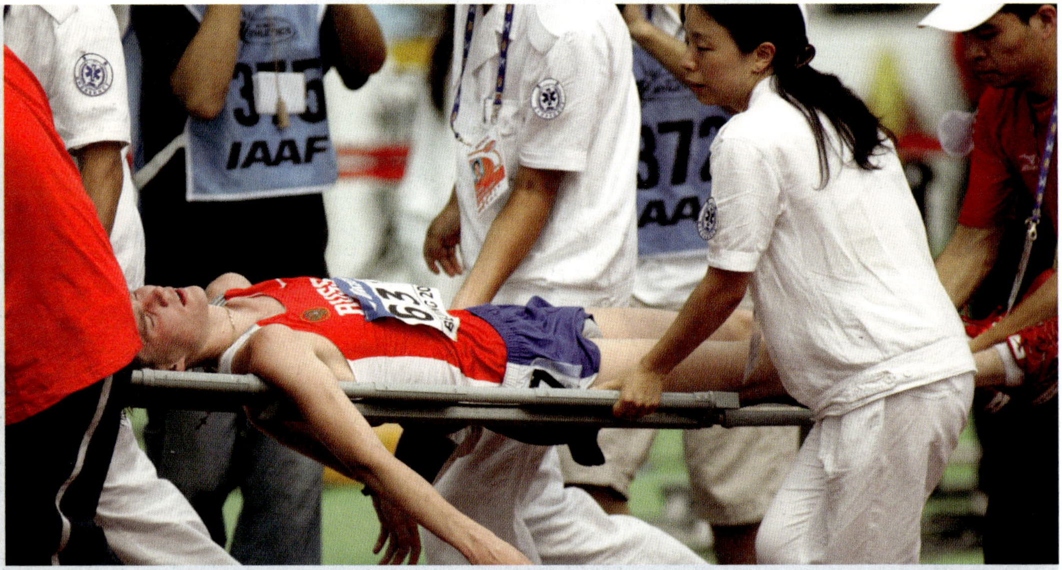

Bei Großveranstaltungen sollte eine Trage immer vor Ort sein!

und ebenso einige medizinische Kenntnisse. In vielen Fällen ist es deshalb besser, die Blutung mit einem Mull- oder Leinenbausch oder einem Papiertaschentuch aus einer möglichst frisch geöffneten Packung abzudecken und dann so lange kräftig mit den Fingern oder der Faust abzudrücken, bis die Blutung zum Stillstand gekommen oder der Notarzt am Unfallort eingetroffen ist. Dabei sollte man sich nicht scheuen, die Arterie auch zehn Minuten und länger abzudrücken. Auf kleinere Verletzungen wird ein Verbandspäckchen gelegt und dann mit einer elastischen Binde fest gegen die Blutung gedrückt.

Ruhigstellungs- oder Schienungsverbände

Knochenbrüche sind beim Laufen und generell in allen Disziplinen der Leichtathletik ziemlich selten und wenn sie sich ereignen, steht meistens rasch ein Rettungsfahrzeug oder ein Notarzt zur Verfügung. Ruhigstellungsverbände spielen daher in der Erstversorgung von Sportunfällen eher im Ski- oder Bergsport eine Rolle. Als Schiene dient hier notfalls auch ein gerader Ast o. Ä., der mit Schals oder Strümpfen festgebunden wird. Die Ruhigstellung eines Armes erreicht man am besten mit einem Dreieckstuch.

Fußverletzungen

Es gibt für alle offenen und geschlossenen (nicht blutenden) Verletzungen an Füßen, Knöcheln, Sprunggelenken, Achillessehnen und Unterschenkeln eine Grundregel: Ziehen Sie Schuh und Strumpf aus! Wenn dies wegen zu großer Schmerzen oder eines hohen Schuhs nicht möglich ist, ist der Schuh und eventuell auch der Strumpf aufzuschneiden. In kälteren Jahreszeiten sollte der Fuß aber nach der Erstversorgung der Verletzung (z. B. auf der Fahrt zum Arzt oder bis ein Rettungsfahrzeug eintrifft) warm eingepackt werden.

ZUSAMMENFASSUNG

- In der Sportmedizin wird zwischen Überlastungsschäden und Sportverletzungen unterschieden.
- Bei Kindern und Jugendlichen sind die Knochen die verletzungsanfälligsten Strukturen. Die Belastungen im Training müssen daher wohl dosiert werden.
- Das Krafttraining mit schweren Gewichten eignet sich nicht vor Abschluss des Wachstumsalters. Bis dahin sollte vorzugsweise mit dem eigenen Körpergewicht gearbeitet werden.
- Einseitige, langandauernde Belastungen, schlechte Bodenbeschaffenheiten oder schlechtes Schuhwerk können zu Überlastungserscheinungen wie z. B. Stressfrakturen führen.
- Die P – E – C – H-Regel beschreibt wichtige Erstmaßnahmen bei typischen Sportverletzungen.

WAS ERWARTET SIE HIER?
In diesem Kapitel finden Sie Informationen zur sportlichen Leistungsfähigkeit unter besonderen Umweltbedingungen wie

- Hitze und hoher Ozonbelastung sowie
- bei Kälte und bei Regen,

ausgehend von den anatomischen und physiologischen Grundlagen.

3.1 Körpertemperatur und -wärmeregulation

Unsere Körperkerntemperatur liegt bei einem Sollwert von etwa 37° C und verfügt nur über eine geringe Toleranz (36 bis 41,5° C. Die Einhaltung dieses relativ kleinen Spielraums ist lebenswichtig für:

- die im Körper ablaufenden chemischen Reaktionen (sogenannte Enzym-Funktionen) und
- die physikalischen Reaktionen (mechanische Funktionen).

Bereits ein längerer Anstieg der Körperkerntemperatur über 41° C kann aufgrund

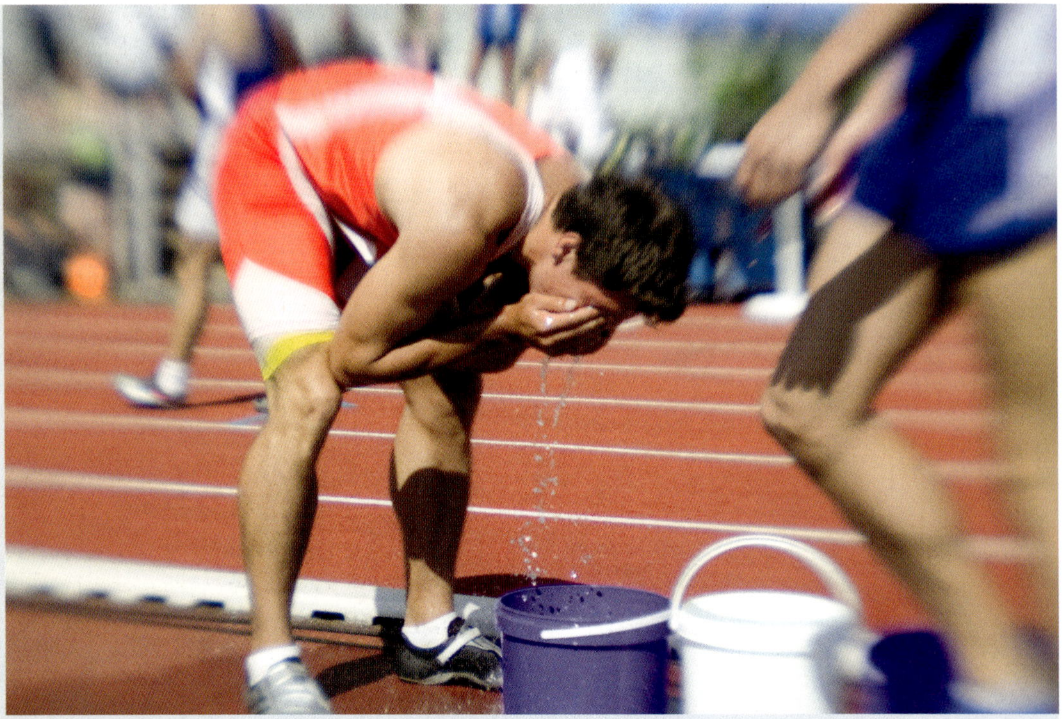

Wasser ist immer noch das einfachste Mittel zur schnellen Abkühlung.

des Ausfalls wichtiger Ganglienzellen zu einer Gehirnschädigung führen. Andererseits kann ein Abfall der Körperkerntemperatur auf 28 bis 30° C eine nicht mehr ausgleichbare Stoffwechselverlangsamung bewirken.

Die Aufrechterhaltung des Sollwertes der Körperkerntemperatur erfolgt durch die Körperwärme- oder Thermoregulation. Der Vorgang der inneren Wärmeerzeugung über verschiedene Stoffwechselreaktionen mit dem Ziel der Aufrechterhaltung der Körperkerntemperatur wird als „chemische Thermoregulation" bezeichnet. Die „physikalische Thermoregulation" beinhaltet alle Prozesse, die dazu dienen, die auf dem chemischen Weg entstandene Wärme vom Ort ihrer Bildung (z. B. in der Muskulatur, im Herz, in der Leber oder in den Nieren) an die Körperoberfläche zu transportieren und von dort an die Umwelt abzugeben.

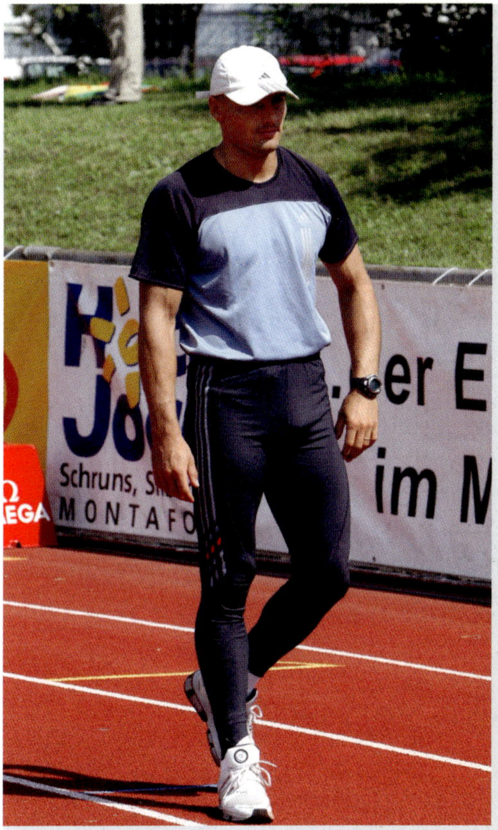

Eine Kappe schützt vor der Sonne.

Unterschiede bei Kindern und Erwachsenen

Es gibt bei Kindern und Erwachsenen deutliche Unterschiede in der Thermoregulation. Dieses Phänomen hängt im Wesentlichen damit zusammen, dass die Schweißrate pro Schweißdrüse sowohl in Ruhe als auch unter Belastung bei Kindern etwa um das 2,5-Fache kleiner ist als bei einem Erwachsenen. Außerdem setzt die Schweißabgabe über die Schweißdrüsen beim Kind im Vergleich zum Erwachsenen erst bei einer höheren Körperkerntemperatur ein.

Kinder benötigen deshalb in heißer Umgebung deutlich längere Akklimatisationszeiten und haben unter diesen Bedingungen eine geringere Belastungsfähigkeit als erwachsene Personen. Bei vergleichbaren Belastungen erhöht sich nämlich beim Kind die Körperkerntemperatur aufgrund der geringeren Kühlungsmöglichkeiten durch weniger Schweißproduktion schneller, was in der Folge leistungsbegrenzend wirkt.

3.2 Thermoregulation im Sport

Die Thermoregulation im Sport ist unter einem inneren und einem äußeren Aspekt zu betrachten. Der innere Aspekt beschreibt die Wärmebildung infolge der körperlichen Aktivität, der äußere wird durch das Klima bedingt. Aus der Sicht der meteorologischen Verhältnisse spielen dabei Temperatur, Luftfeuchtigkeit, Windgeschwindigkeit und Sonneneinstrahlung eine Rolle.

Für die unter Wettkampfbelastung auftretenden maximalen Körperkerntemperaturen ist die Umgebungstemperatur relativ bedeutungslos. So wurden z. B. bei Skilangläufern auch bei äußeren Minusgraden Körperkerntemperaturen von über 40° C gemessen. Die Wärmebildung ist auch bei strenger Kälte unter hohen sportlichen Belastungen weitaus größer als ihre Beseitigung. Bei gleicher Leistung ist allerdings die Körperkerntemperatur bei Kälte niedriger als bei Hitze, denn das Temperaturgefälle von der Haut zur Umwelt und vom Körperkern zur Haut ist besonders groß.

Optimale Temperaturen

Für jede sportliche Leistung gibt es eine nahezu optimale äußere Temperatur. Diese ist von Sportart zu Sportart und auch individuell unterschiedlich. Leistungen mit hohen Ansprüchen an Kraft, Schnelligkeit oder Koordination erreichen bei relativ hohen Umgebungstemperaturen (circa 25° C) ihr Maximum. Für einen Marathonläufer liegt die günstigste Umgebungstemperatur dagegen bei circa zehn Grad. Hohe sportliche Ausdauerleistungen sind keinesfalls bei allgemein empfundenen „Behaglichkeitstemperaturen" zu erzielen. Rechnerisch müssten bei einer Energieabgabe von 500 Kilokalorien in der Stunde und bei einer Umgebungstemperatur von 20° C dieselben thermoregulatorischen Mechanismen in Gang gesetzt werden, wie unter Ruhebedingungen bei einer Umgebungstemperatur von 45° C.

Ist die Außentemperatur niedriger, als es für die geforderte Belastung optimal wäre, so ist das für die Thermoregulation zwar günstiger, aber die Kälte wirkt sich z. B. durch einen schlechteren Wirkungsgrad der Muskulatur und durch die Reizung des sensiblen Bronchialsystems negativ auf die Leistung aus. Die herabgesetzte Leistungsfähigkeit und die körperliche Schwäche bei Schwüle resultieren aus der mangelhaften Schweißverdunstung. Die mit Wasserdampf gesättigte Luft lässt diesen wichtigsten Mechanismus der Wärmeabgabe für den Sportler nicht zur Wirkung kommen. Der in hohem Maß produzierte Schweiß tropft unter diesen Bedingungen mehr oder weniger nutzlos ab.

3.3 Hitzeerkrankungen

Sonnenstich

Einen Sonnenstich können Sportler erleiden, wenn sie den Kopf im Training oder Wettkampf bei längerer oder intensiver

Sonneneinstrahlung unbedeckt lassen. Aufgrund des verstärkten Blutandrangs im Kopf kommt es zu einer Reizung der Hirnhäute, die zu Kopfschmerzen, Schwindel, Übelkeit und Erbrechen, Ohrensausen und sogar zu Ohnmacht (= Hitzekollaps) führen können. In schweren Fällen sind zerebrale Krämpfe (zerebral = zum Gehirn gehörend) möglich. Eine Erhöhung der Körpertemperatur kann, muss aber nicht bestehen.

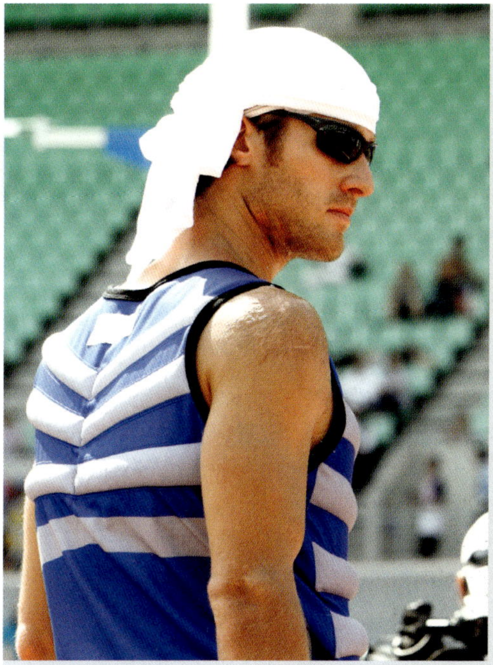
Kühlung mit Kühlweste und nassem Tuch.

Hitzekrampf

Der Hitzekrampf stellt sich als eine akute Störung der Funktion der Skelettmuskulatur dar, die durch kurze schmerzhafte Muskelkontraktionen gekennzeichnet ist. Betroffen sind meistens solche Muskeln, die hohen Arbeitsbelastungen unterworfen waren. Die Fortsetzung der sportlichen Aktivität ist unter diesen Umständen erschwert

INFO 2: Einfluss des Flüssigkeitshaushaltes im Körper auf Temperatur und Herzfrequenz

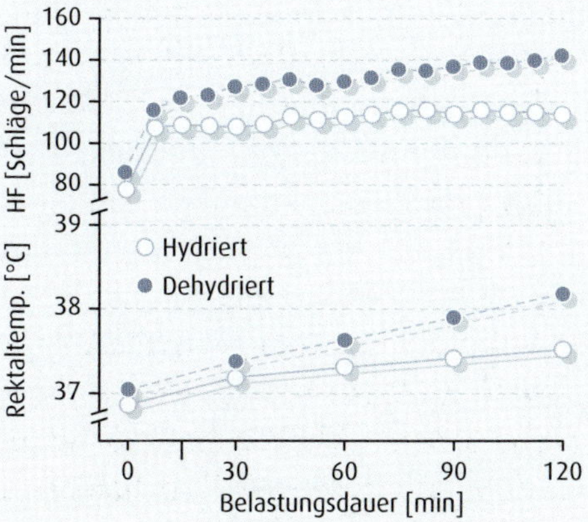

Die Wirkung einer zweistündigen Fahrradbelastung im hydrierten – bei kompensiertem Wasserverlust durch Trinken – und im dehydriertem Zustand – bei nicht kompensiertem Wasserverlust – auf die Herztätigkeit (HF = Herzfrequenz) und die Körperkerntemperatur (Rektaltemperatur).

Nach Costill, D. L., Müller, J. M.: Nutrition for endurance sport: Carbohydrate an fluid balance. Int. J. Sports Med. 1 (1980)

INFO 3: Drei Stadien des Hitzeeinflusses mit Wasserverlust

Stadium 1
Ein Wasserdefizit bis zu zwei Prozent der Körpermasse hat keine auffälligen Auswirkungen. Es herrscht lediglich leichter Durst.

Stadium 2
Ein Wasserverlust bis zu sechs Prozent der Körpermasse führt zu Durst, Schwäche, Reizbarkeit und reduzierter Leistungsfähigkeit bis hin zur Erschöpfung. Die Herabsetzung der Leistungsfähigkeit beginnt bei einem Wasserverlust von etwa drei Prozent.

Stadium 3
Ein Wasserverlust von mehr als sechs Prozent der Körpermasse verursacht zunächst dieselben Störungen, die bereits in Stadium 2 beschrieben wurden. Allerdings sind die Reaktionen stärker ausgeprägt. Die körperliche und geistige Leistungsfähigkeit ist unter diesen Bedingungen erheblich reduziert, der Sportler fühlt sich erschöpft. Psychische Störungen sind mehr oder weniger offensichtlich. Die nervale Dysfunktion drückt sich sichtbar in mangelnder motorischer Koordination aus.

oder gar unmöglich. Bei überhitzten (= hyperthermen), dehydrierten (von hohem Flüssigkeitsverlust begleitet) Sportlern können diese Krämpfe unmittelbar durch Stauchungen ausgelöst werden, z. B. beim Laufen auf hartem Grund oder beim Radfahren über Kopfsteinpflaster. Paradox erscheint die Tatsache, dass gut trainierte Sportler besonders zum Hitzekrampf neigen, da sich vorwiegend diese Sportler Situationen mit hoher und andauernder körperlicher Anforderung und starkem Schweißverlust aussetzen. Diese führen letztlich zum lokalisierten Hitzekrampf.

Sportbedingte Hitzekrämpfe sind jedoch durch reichliches Trinken relativ zuverlässig und auch schnell zu beherrschen. Zusätzlich ist die Gabe von etwas Kochsalz zu empfehlen. Außerdem können Dehnungen oder milde Massagen der betroffenen Muskulatur Abhilfe schaffen. Lokale Abkühlungsversuche sollten dagegen unterbleiben.

Hitzeerschöpfung

Bei der Hitzeerschöpfung handelt es sich um eine Störung, die aus großer motorischer Anforderung bei hohen Umgebungstemperaturen resultieren kann.

Die für den Sport typische Hitzeerschöpfung ist nicht mit der Hitzemüdigkeit oder der Hitzeschwäche, wie sie in Hitzeperioden oder im tropischen Klima häufig sind, zu vergleichen. Die Hitzeerschöpfung im Sportbetrieb hat ihre maßgebliche Ursache in einer Flüssigkeitsverarmung bei länger anhaltender Kerntemperatursteigerung des Organismus, die außerdem nicht selten mit einer Kochsalzverknappung einhergeht.

Grundsätzlich werden, bezogen auf den Wasserverlust, drei Stadien des Hitzeeinflusses (s. Info 3) unterschieden.

Dabei ist ab dem ausgeprägten Stadium 2 und im Stadium 3 mit einer Hitzeerschöpfung und zum Teil deutlichen motorischen Auswirkungen zu rechnen. Die ständige Aufnahme von Flüssigkeit bei lang andauernder sportlicher Aktivität ist daher dringend geboten!

Hitzschlag

Bei einem Hitzschlag ist die Körperkerntemperatur stark erhöht. Das lebensgefährdende Temperaturniveau wird bei einem aktiven Sportler etwa bei 42° C erreicht.

Der Hitzschlag ist auf ein Versagen der Thermoregulation zurückzuführen. Folgende Faktoren erhöhen das Risiko eines Hitzschlages erheblich:

- fehlende Akklimatisation bei schnellen Witterungsveränderungen von kalten zu warmen bzw. heißen Temperaturen
- schlechter Trainingszustand
- Ermüdung, Schlafdefizit
- fieberhafte Erkrankungen, Rekonvaleszenz (= Genesungsphase) nach Infektionen, Impfreaktionen
- Sonnenbrand
- chronische Erkrankungen
- Medikamenteneinnahme, Alkoholgenuss
- kurzzeitig zurückliegende und reichliche Nahrungsaufnahme

Der Hitzschlag ist vor allem durch eine stark erhöhte Körperkerntemperatur, Störungen des Zentralnervensystems und Kreislaufversagen gekennzeichnet. Als Symptome des beginnenden Hitzschlags zeigen sich vorwiegend emotionale Instabilitäten, Gereiztheit und Aggressivität oder auch die totale Apathie des Betroffenen. Der Sportler ist unsicher auf den Beinen und taumelig. Er kann konfus, benommen oder desorientiert wirken. Weitere Symptome sind u. a. Mattigkeit, Kopfschmerzen und Schwindel, manchmal kann auch Übelkeit und Erbrechen bestehen.

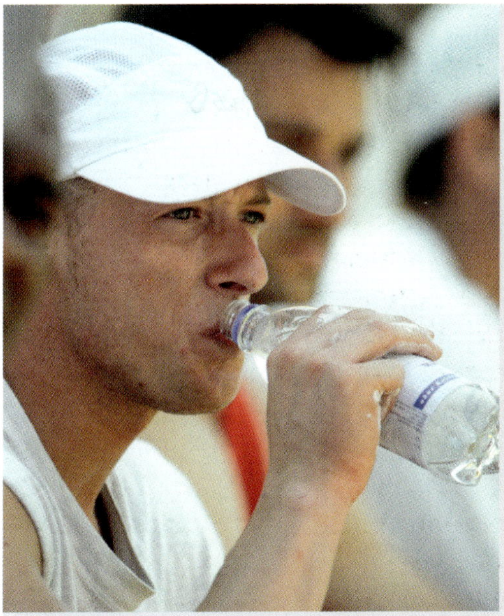

Ohne Wasser „läuft" nichts.

INFO 4: Akuttherapien bei Hitzeerkrankungen

Sonnenstich

- Sonnenexposition (= sich der Sonne aussetzen) sofort beenden
- Ruhe an einem schattigen Ort

Hitzekrampf und Hitzeerschöpfung

- Flachlagerung in kühler Umgebung
- isotonische Kochsalzlösung in häufigen kleinen Portionen trinken
- gegebenenfalls natriumchloridreiche intravenöse Infusionslösung durch den Arzt
- bei Hitzekrämpfen mit anhaltenden Muskelspasmen langsame intravenöse Infusionslösung durch den Arzt

Hitzschlag

- Flachlagerung in kühler Umgebung
- dosierter Wärmeentzug, aber nicht weniger als 38° C
- mit Wasser besprengen
- Einwickeln in feuchte Tücher
- gegebenenfalls infundiert der Arzt sogenannte Plasma-Expander intravenös
- ständige Kontrolle der Körperkerntemperatur und der Vitalfunktionen
- Bei ersten Anzeichen für eine Kreislaufinstabilität muss eine Krankenhauseinweisung mit ärztlicher Begleitung erfolgen!

Die Lippen sind häufig leicht bläulich, Hände und Füße des Betroffenen fühlen sich kalt an, ansonsten ist die Haut aber heiß und trocken. Der Puls ist flach und schnell. Die Atmung ist beschleunigt.

Maßnahmen bei Hitzeerkrankungen

Die Therapiemaßnahmen sind je nach Art und Ausmaß der Hitzeerkrankungen unterschiedlich. Info 4 zeigt die allgemeinen und speziellen Empfehlungen für die unterschiedlichen Situationen. In jedem Fall sollte die betroffene Person nicht weiterhin der Sonne ausgesetzt werden.

3.4 Hitzeerkrankungen vorbeugen

Für die Leistungsfähigkeit eines Sportlers unter Hitzebedingungen ist es entscheidend, dass er sich aktiv, das heißt durch allmählich ansteigende Belastungen akklimatisiert. Der alleinige Aufenthalt in der heißen Region, die passive Akklimatisation, ist für einen Sportler nicht ausreichend. Eine aktive Akklimatisation ist als Prophylaxe deshalb so wichtig, weil sich so die Herz-Kreislauf-Parameter bei höheren Temperaturen und unter Belastung länger in tolerierbaren Grenzen halten, die körperliche Leistungsfähigkeit erhöht wird und sich damit das Risiko für Hitzeerkrankungen deutlich reduziert.

Ein Akklimatisationseffekt geht jedoch schnell verloren. Es sollten maximal 14 Tage Pause zwischen der Akklimatisationsphase und dem Wettkampf liegen. Für eine ausreichende Hitzeakklimatisation sind mindestens acht Hitzeexpositionen, jeweils mindestens zwei Stunden mit ansteigender Belastung an aufeinanderfolgenden Tagen erforderlich.

Kinder benötigen noch längere Akklimatisationszeiten und einen allmählicheren Belastungsanstieg. Wie bereits im Abschnitt über die Thermoregulation (s. Kapitel 3.1) beschrieben wurde, können Kinder ihren Wärmehaushalt schlechter regulieren als Erwachsene. Deshalb sollten Sie als Trainer und Übungsleiter darauf achten, dass die Kinder nicht zu lange der großen Hitze ausgesetzt werden, ausreichend trinken und entsprechend luftig gekleidet sind.

Bei Trainingsbelastungen in großer Hitze sollten Sportler jeder Altersgruppe generell luftige und ausreichend weite Sportkleidung tragen, wie sie heute überall im Fachhandel angeboten wird. Helle Stoffe fördern zudem die Wärmeabstrahlung und die Schweißverdunstung.

Flüssigkeitszufuhr an Belastungen anpassen

Damit der Körper über ausreichend Flüssigkeit zum Schwitzen verfügt, sollte möglichst viel getrunken werden. Dafür bieten

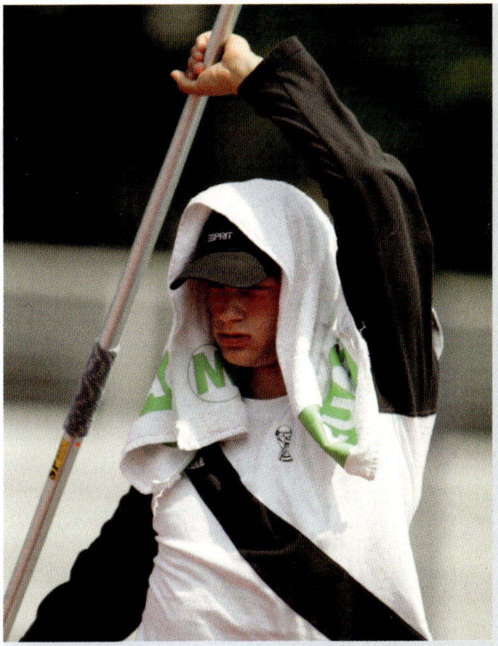

Individueller Schutz vor der Sonne.

sich vor allem Mineralwasser, kühle Tees, oder wenig gesüßte Obstsäfte, die eventuell zur Schorle verdünnt werden, an. Pro Tag sollte man mindestens zwei Liter Flüssigkeit zu sich nehmen. Bei Hitze und sportlicher Aktivität muss die Tagesmenge entsprechend erhöht werden (im Durchschnitt mindestens um einen bis zwei Liter). Bei besonders langen sportlichen Aktivitäten, z. B. in der Mittel- und Langdistanz im Triathlon oder im Marathon, entsteht ein weitaus höherer Tagesbedarf an Flüssigkeitszufuhr.

Bei einer Flüssigkeitsaufnahme von mehr als vier Litern pro Tag muss unbedingt auch die Kochsalzaufnahme entsprechend erhöht werden. Dies kann entweder durch stärker gesalzene Speisen erfolgen oder indem den Getränken einfach etwas Kochsalz zugegeben wird. Ein halber Teelöffel Kochsalz pro Liter Wasser reicht aus, um den Elektrolythaushalt des Körpers im Gleichgewicht zu halten. Mit „reinem" Mineralwasser ist der Salzverlust nicht auszugleichen. Kreislaufstörungen, Schwindel und sogar Herzrhythmusstörungen können die Folge eines gestörten Elektrolytgehaltes im Körper sein – Gefahren, die auf einfache Weise vermieden werden können.

Bei Trainingsbelastungen unter heißen Bedingungen sollte eine leichte und gut verdauliche Kost mit wenig Eiweiß und vor allem wenig Fett (also auch wenig Fleisch)

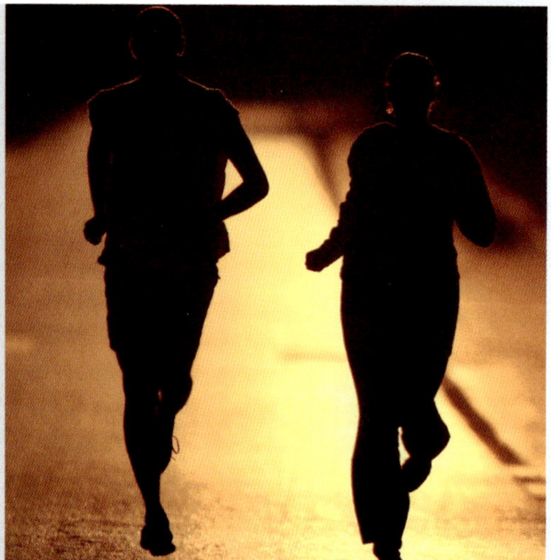

Im Sommer sollten die Abendstunden zum Sport genutzt werden.

bevorzugt werden. Dabei bieten sich Milchspeisen, Kaltschalen, Obst, Salate und leichte Suppen besonders an.

Die tägliche Kalorienzufuhr sollte der individuellen körperlichen Aktivität angepasst sein und ist an besonders heißen Tagen eher zu reduzieren. So wird der Körper nicht noch zusätzlich mit anstrengender Verdauungsarbeit belastet.

3.5 Sportliche Aktivität bei Ozonbelastung

Ozon, Abgase und UV-Strahlung stehen in einer engen Wechselbeziehung: Eine hohe Sonneneinstrahlung sorgt für eine gesteigerte Radikalenbildung der Luftschadstoffe, die ihrerseits die Ozonentstehung fördert. Auf die Frage, ab welcher Ozonkonzentration mit gesundheitlichen Beeinträchtigungen zu rechnen ist, gibt es keine allgemeingültige Antwort. Die Empfindlichkeit gegenüber Ozon ist individuell unterschiedlich, Kinder sind anfälliger als junge Erwachsene. Da Ozon ein schlecht wasserlösliches Gas ist, gelangt es tief in das Atmungssystem, bis hin zu den empfindlichen kleinsten Atemwegen (= Bronchioli) und den Lungenbläschen (= Alveolen). Etwa 90 Prozent des eingeatmeten Ozons werden von den Atemwegen aufgenommen, nur zehn Prozent werden wieder ausgeatmet. Längerfristig kann es so zu einer partiellen Zerstörung der Flimmerhärchen und damit zur Schwächung der bronchialen Reinigungsmechanismen kommen. So häufen sich

Fremdstoffe in der Lunge an, was zur Abnahme ihrer Elastizität führt. Außerdem erhöht sich damit automatisch die Infektneigung.

Ein Training in ausgewiesenen Reinluftgebieten, besonders in waldreichen Höhenlagen kann paradoxerweise von höheren Ozonkonzentrationen begleitet sein als in industriellen Ballungsgebieten oder Großstädten. Der Abbau des Ozons erfolgt mithilfe des Stickstoffs, der in industriell genutzten Gebieten und in Großstädten (allein schon durch den Straßenverkehr) in höherer Konzentration vorhanden ist als in ländlichen Gebieten. Zudem führen der durch den Aufwind erzeugte Ozonabtransport aus den meist verkehrsreichen Bergtälern und bestimmte von Nadelhölzern freigesetzte chemische Verbindungen zu hohen Konzentrationen.

Schutzmaßnahmen

Die Ozonkonzentrationen haben in Abhängigkeit von der Sonneneinstrahlung einen typischen Tages- und Jahresverlauf. Im Jahresverlauf treten die höchsten Ozonkonzentrationen in den Monaten Mai bis August auf. Die Mittagszeit ist die Zeit der höchsten radikalen Belastung, deshalb sind die Morgen- und Abendstunden die günstigsten Trainingszeiten. Wird trotz starker Ozonbelastung z. B. ein Lauftraining erforderlich, so sollte dieses möglichst in der Halle stattfinden, in der die Konzentration um etwa 50 Prozent geringer als draußen ist.

Sportliche Aktivitäten, vor allem aber harte und länger andauernde Trainingseinheiten sollten nicht zu Zeitpunkten starker UV-Belastung wie z. B. in der Mittagszeit erfolgen!

3.6 Sportliche Aktivität bei Kälte und Regen

Gegen Kälte und Regen kann sich der Sportler durch entsprechend geeignete Kleidung weitaus besser schützen als gegen große Hitze und Ozonbelastungen.

Die wärmende Kleidung sollte nach dem Zwiebelprinzip in möglichst vielen Schichten getragen werden, sodass eine optimale

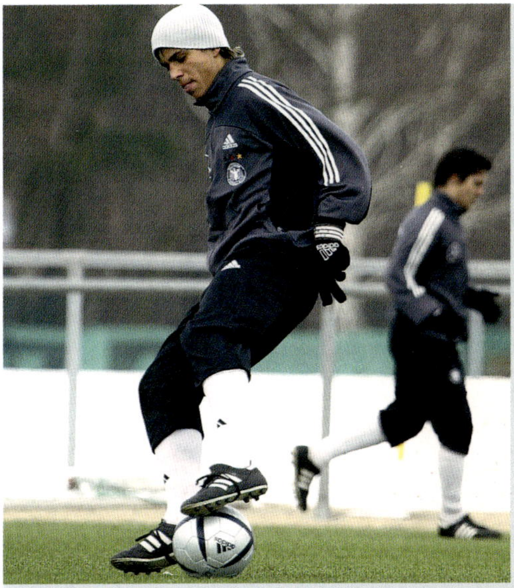

Mit Mütze und Handschuhen der Kälte trotzen.

Anpassung an die jeweiligen Erfordernisse z. B. durch das Ablegen von Kleidung möglich ist. Regenkleidung ist mittlerweile in beinahe jedem Fachhandel erhältlich. Bei Feuchtigkeit und Kälte kühlen die Füße besonders schnell aus. Deshalb sollten Sie nasse oder nass geschwitzte Strümpfe bzw. Schuhe umgehend wechseln. Es empfiehlt sich immer, ein zweites Paar Strümpfe und Schuhe mitzuführen.

Auch die Hände kühlen aufgrund ihrer relativ großen Oberfläche schnell aus. Bei längeren Trainingseinheiten sollten Sie Fausthandschuhe tragen. Sie sorgen für einen höheren Wärmeerhalt als Fingerhandschuhe, die wiederum eine größere Oberfläche für Wärmeverluste haben.

Die sorgfältige Hautpflege und -beobachtung trägt ebenfalls entscheidend zur Prävention von Kälteschäden bei. Treten z. B. weiße Hautareale auf, müssen sofort Gegenmaßnahmen ergriffen werden, um Kälteschäden zu vermeiden. Legen Sie ihre kalten Finger beispielsweise auf die warme Bauchdecke unter der Kleidung oder benutzen Sie kleine Taschenwärmer.

Mit Hilfe dieser einfachen Maßnahmen ist es in der Regel möglich, Kälteschäden oder Unterkühlungen (= Hypothermien) zu vermeiden.

Generell sind Unterkühlungen unter unseren geografischen Bedingungen weit seltener anzutreffen als Überhitzungen. Sie sind meist eine Folge unvorhergesehener Unfälle und entstehen am häufigsten bei sportlichen Aktivitäten an oder in freien Gewässern sowie in der Alpinistik. So können vor allem Bootskenterungen, Einbrüche in das Eis auf Seen oder das Überschätzen der eigenen Kräfte beim Schwimmen gefährlich sein. Kommt es zu solchen Unfällen, muss selbstverständlich sofort Erste Hilfe geleistet und ein Arzt gerufen werden, der alle weitere Maßnahmen veranlasst.

ZUSAMMENFASSUNG

- Die Körperwärme- oder Thermoregulation dient der Erhaltung der Körperkerntemperatur.
- Bei Kindern steigt die Körperkerntemperatur schneller, da die natürliche Kühlung durch die Schweißproduktion weniger ausgeprägt ist als bei Erwachsenen.
- Kinder benötigen daher vor Belastungen bei hohen Temperaturen deutlich längere Akklimatisationszeiten.
- Bei hohen Außentemperaturen steigt der tägliche Flüssigkeitsbedarf je nach Belastung um mindestens einen bis zwei Liter an.
- Kopfbedeckungen, genügend Flüssigkeit und luftige Kleidung können Hitzeerkrankungen vermeiden.
- Bei kalten Temperaturen und Regen hilft entsprechende Funktionskleidung aus dem Fachgeschäft. Nasse Schuhe und Strümpfe sollten möglichst schnell gewechselt werden.

WAS ERWARTET SIE HIER?
Sie erhalten Informationen darüber,

- wann eine Trainingspause oder ein Wettkampfverzicht dringend geboten ist,
- wie sich verschiedene muskuläre Verletzungen auswirken und
- was bei chronischen Erkrankungen zu beachten ist.

4.1 Infektionskrankheiten

Bei einem Infekt, bei Fieber und bei größeren Schmerzen sind die Unterbrechung des Trainings und der Wettkampfverzicht dringend geboten. Vor allem im Kindes- und Jugendalter sind häufiger auftretende Infektionskrankheiten eine größere Gefahrenquelle, die zu einer Schädigung des wachsenden Organismus bzw. zu einer ernsthaften gesundheitlichen Gefährdung junger Menschen führen können.

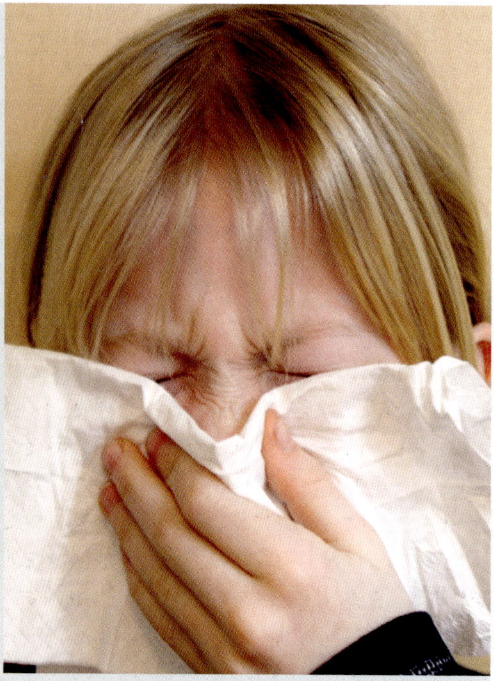
© S. Hofschlaeger/PIXELIO

Hatschi – was tun bei einer Erkältung?

Akute Infektionskrankheiten – insbesondere Atemwegserkrankungen – werden in der Alltagssprache unter der etwas verharmlosenden Bezeichnung „Erkältung" zusammengefasst. Diese akuten Infektionskrankheiten werden in der Regel durch direkten Kontakt oder über die Luft übertragen, z. B. wenn ein Erkältungskranker niesen muss.

Im Kindes- und Jugendalter sind akute Infektionskrankheiten wie katarrhalische Infekte, Grippe, Angina, Mumps, Masern, Röteln, Nebenhöhlen- und Mandelentzündungen häufig. Die meisten infektiösen Erkrankungen werden durch Mikroorganismen verursacht, die in den Körper eindringen und sich dort vermehren. Überwiegend gelingt ihnen dies, indem sie sich an Körperzellen anheften. Dieses Anheften ist ein ganz spezieller Vorgang, bei dem die „Schlüssel-Schloss"-Verbindung zwischen der menschlichen Zelle und dem Mikroorganismus eine Rolle spielt.

Einige Mikroorganismen, die den Körper befallen, stellen Giftstoffe her, die angrenzende oder auch entfernter liegende Zellen angreifen. Die meisten dieser Gifte enthalten Bestandteile, die sich speziell an Moleküle und bestimmte Zellen (Zielzellen) binden, wodurch sie Infektionskrankheiten verursachen.

Drei Mechanismen bei Infektionskrankheiten

Wenn sich Mikroorganismen nach dem Eindringen in den Körper rasch vermehren können, weil die Abwehrmechanismen des Immunsystems geschwächt sind, rufen sie eine Infektionskrankheit hervor. Dann kann dreierlei geschehen:

❶ Der Mikroorganismus vermehrt sich fortwährend und die körpereigene Abwehr wird völlig überwältigt. Dieser Vorgang kann so großen Schaden anrichten, dass der Mensch sterben kann.

❷ Es kann zu einem Gleichgewichtszustand kommen, aus dem sich eine chronische Infektionskrankheit entwickelt. Das heißt, es gibt keinen Sieger, weder der Mikroorganismus noch der Kranke setzt sich durch.

❸ Außerdem besteht die Möglichkeit, dass der Betroffene den Eindringling, mit oder ohne medizinische Behandlung, besiegt. Die Gesundheit wird wieder hergestellt und hinterlässt häufig eine lang andauernde Immunität gegen weitere Infektionen durch denselben Organismus.

Viele Krankheiten verursachende Organismen besitzen Eigenschaften, die den Krankheitsverlauf schwerwiegender machen bzw. die dem Abwehrsystem des Körpers standhalten. Beispielsweise produzieren einige Bakterien Enzyme, die Gewebe zerstören können und es dadurch der Infektion ermöglichen, sich schneller auszubreiten. Andere Mikroorganismen blockieren die körpereigene Abwehr, sodass die Produktion von Antikörpern unterbrochen oder die Entwicklung von T-Zellen (eine Art von weißen Blutkörperchen speziell zur Schädlingsbekämpfung) gestört wird. Wieder andere haben äußere Hüllen (Kapseln), die verhindern, dass sie von den weißen Blutkörperchen vertilgt werden. Manche Bakterien können von Abwehrstoffen, die im Blutkreislauf zirkulieren, nicht aufgelöst werden, einige produzieren sogar Chemikalien, die die Wirkung von Antibiotika verhindern können.

Bestimmte Infektionen führen zu Veränderungen im Blut, im Herzen, in der Lunge, im Gehirn, in den Nieren, in der Leber oder im Verdauungstrakt. Reaktiv können auch Gelenkbeschwerden entstehen.

Kein Sport bei Fieber

Als Anzeichen einer sich entwickelnden Erkrankung der Atemwege treten Fiebergefühl, Müdigkeit und allgemeines Unwohlsein auf. Hinzu können Muskelschmerzen, ähnlich dem Muskelkater nach einer längeren Trainingspause, Kopfschmerzen, laufende Nase, rauer Hals, Husten und Schnupfen kommen. Halten diese Symptome für mindestens drei bis vier Tage an und gehen sie gleichzeitig mit erhöhter Körpertemperatur einher, so ist im Allgemeinen eine Virusinfektion anzunehmen. In solchen Fällen empfiehlt es sich, für die Dauer der Erkrankung häusliche Ruhe einzuhalten. Das Fieber ist in der Regel gut durch Medikamente (Aspirin oder Paracetamol) zu behandeln. Zusätzlich sollte der erkrankte Sportler viel trinken. Solange die Körpertemperatur erhöht ist, darf kein Sport betrieben werden. Die sportliche Aktivität sollte frühestens eine Woche nach der Normalisierung der Körpertemperatur wieder aufgenommen werden.

Erfahrungsgemäß kann man davon ausgehen, dass 90 Prozent aller akuten Erkrankungen der oberen Luftwege Virusinfekte sind und somit eine spezifische Therapie mit Medikamenten nicht möglich ist. Nur bakterielle Infektionen werden spezifisch mit Antibiotika behandelt.

Bei anhaltendem Fieber (mehrere Tage) sollte der Sportler ärztlichen Rat suchen und sich viel Ruhe gönnen. Der Trainer hat ihn darin ausdrücklich zu bestärken. Falsch verstandener Mannschaftsgeist und Heroismus sind an dieser Stelle fehl am Platz und können langwierige Erkrankungen und einen dauerhaften Leistungsabfall hervorrufen!

Nach dem Abklingen der klinischen Symptome und der Normalisierung der Befunde (z. B. Blutuntersuchung) kann das Training im Allgemeinen wieder in entsprechend dosierter Form aufgenommen werden. Vermeiden Sie jedoch sofortige Wettkampfbelastungen.

Keine Ausdauerbelastungen

In der Rekonvaleszenzzeit (Genesungszeit) dieser Infektionskrankheiten sollte das Herz-Kreislauf-System nicht überlastet werden. Schnelligkeits- und Ausdauerbelastungen entfallen zu diesem Zeitpunkt, da die Gefahr einer begleitenden Myokarditis (Entzündung des Herzmuskels) oder Endokarditis (Entzündung der Herzinnenhaut) besteht. Schulen Sie stattdessen die Koordination und Beweglichkeit, im Kraftbereich sollte nur sehr eingeschränkt trainiert werden.

Bei einer chronischen Mandelentzündung oder Nebenhöhlenentzündung müssen Schnelligkeits- und Ausdauerbelastungen weiter entfallen, da die Mandeln bzw. Nebenhöhlen Streuherde bilden, die andere bakterielle Erkrankungen hervorrufen können. Außerdem werden vom Organismus Antikörper gebildet, die unter Umständen den Herzmuskel angreifen.

4.2 Muskuläre Verletzungen

Muskelhärten

Muskelhärten sind Verhärtungen einzelner Muskeln, die auf Stoffwechselschädigungen der Muskelzellen und auf Einrisse im zellulären Bereich zurückzuführen sind. Häufige Ursache bei Jugendlichen sind Verkrampfungen und Überdehnungen des Gewebes durch abrupte Bewegungen. Reflektorische Muskelhärten, die sich unter Narkose auflösen, bezeichnet man als „Hartspann".

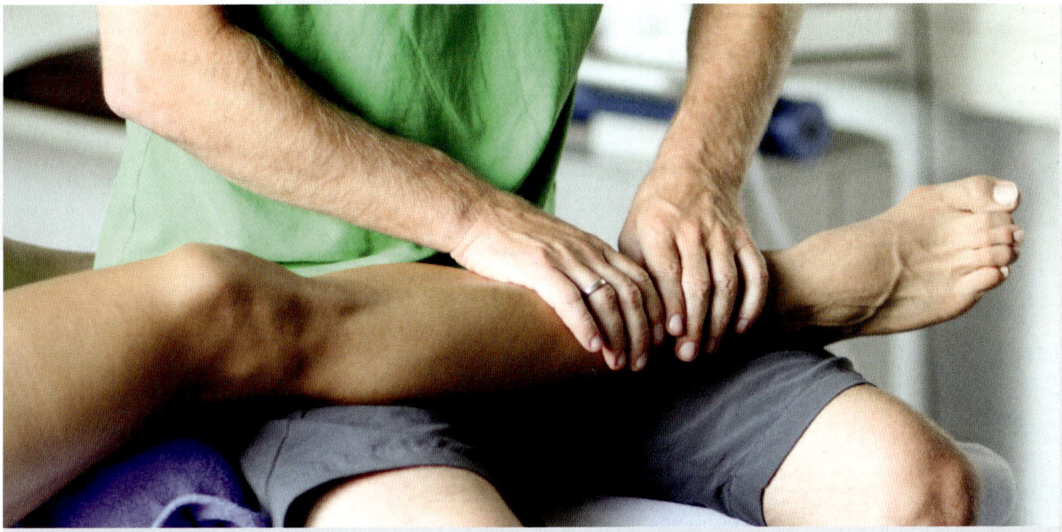

Die Behandlung durch den Physiotherapeut ist bei muskulären Problemen ratsam.

Dattelkerngroße, parallel zum Muskelfaserverlauf angeordnete Muskelhärten, die sich auch unter Narkose nicht lösen, werden „Myogelosen" genannt. Myogelosen treten häufig im Bereich der Rückenstreckmuskulatur auf und können die Ursache von lang anhaltenden Rückenschmerzen sein. Man behandelt sie durch gezielte Massagen in Verbindung mit durchblutungsfördernden und entkrampfenden Maßnahmen wie z. B. mit Hilfe von Wärmeanwendungen.

Muskelkrampf

Wie der lokale, lang anhaltende und äußerst schmerzhafte Muskelkrampf, z. B. in der Wadenmuskulatur entsteht, ist bis heute nicht genau geklärt. Die in der Praxis bewährteste Sofortbehandlung besteht in einer vorsichtigen, aber kräftigen passiven Dehnung des betroffenen Muskels, wodurch sich der Krampf meist löst. Diese Behandlung ist erfolgreich, weil die hemmenden Einflüsse der erregten Sehnenorgane die Muskelkontraktion reflektorisch unterbrechen. Nach der Unterbrechung des Krampfes stellt die lokale Wärmeanwendung die Funktionsfähigkeit des Muskels rasch wieder her.

Muskelkater

Als Muskelkater bezeichnet man Muskelschmerzen und -versteifungen, die nach einer ungewohnten größeren Anstrengung, z. B. nach langer Trainingspause, auftreten. Normalerweise entwickeln sich die Symptome nach etwa zwölf Stunden. Sie wer-

☐☐☐ INFO 5: Entstehung von Muskelkater

Folgende Bewegungsmuster können Muskelkater auslösen:

- abrupte Beschleunigungen
- gleichzeitige Kontraktion der Antagonisten (Gegenspieler) mit plötzlichem Abbremsen (z. B. Bergabläufe, Stützphase beim Laufen, abbremsender Krafteinsatz beim Krafttraining)
- plötzliche explosive Kraftentfaltung durch maximale Kontraktion bei vorgedehnter Muskulatur (Dehnungs-Verkürzungs-Zyklus)
- ermüdeter oder überdehnter Muskel mit Koordinationsstörungen
- unzureichende Aufwärmübungen mit unangepasster Muskeldurchblutung
- bestehende, nicht ausgeheilte Verletzungen mit Narbenbildung unter verringerter Elastizität,
- muskuläre Dysbalancen (= Ungleichheit zwischen verschiedenen Muskelgruppen)

den am nächsten Tag unangenehmer und gehen dann allmählich zurück, ehe sie nach drei bis fünf Tagen völlig verschwinden.

Muskelkater tritt typischerweise nicht in Ruhe auf, sondern nur dann, wenn man die betroffenen Muskeln bewegt. Der Muskelkater entsteht nicht, wie früher angenommen wurde, durch Milchsäureansammlung im Gewebe bei anaerober Muskelarbeit, denn dann müsste er bald nach beendeter Belastung, wenn die Milchsäure völlig abgebaut ist, abgeklungen sein. Nach heutiger Auffassung liegen die Ursachen vermutlich eher in Überdehnungen oder kleinsten Verletzungen auf Zellebene, wobei überwiegend die elastischen, bindegewebigen Muskelbestandteile betroffen sind.

Zu diesen Überdehnungen kann es kommen, wenn die Koordination zwischen verschiedenen Muskeln (= intermuskulär) oder die intramuskuläre Koordination (= innerhalb eines Muskels) noch nicht ausreichend einprogrammiert ist. Deshalb klagen untrainierte Anfänger wesentlich häufiger über Muskelkater als trainierte Sportler.

Für die Entstehung der schmerzhaften Schwellung können auch Stoffwechselprodukte (wie z. B. Histamin) die Ursache sein. Nachdem sich das überlastete Muskelgewebe wieder erholt hat, bewirkt die nächste, gleich starke Belastung keinen Muskelkater mehr.

Die Behandlung des Muskelkaters erfolgt durch die Steigerung der lokalen Muskeldurchblutung, z. B. durch warme Bäder, sonstige Wärmeanwendungen und lockere Gymnastik. Durch die erhöhte Durchblutung können die Stoffwechselprodukte schneller

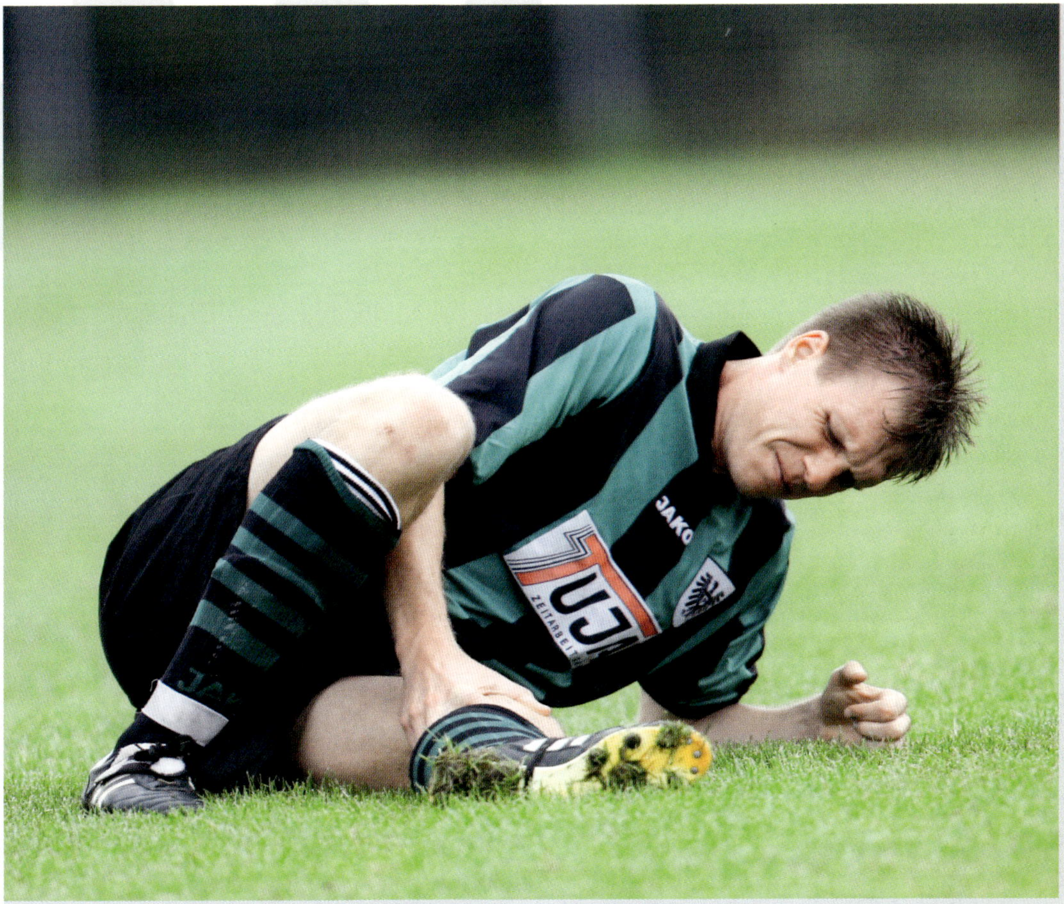

Ein plötzlicher Schmerz in der Muskulatur lässt auf einen Muskelfaserriss schließen.

abgebaut und das sogenannte „Reparaturmaterial" schneller antransportiert werden. Nach unseren Erfahrungen beschleunigen Massagen den Erholungsprozess nicht und sollten deshalb nicht angewendet werden.
Am besten hat sich genau die Form der Belastung bewährt, die vorher zum Muskelkater geführt hat, wenn sie am nächsten Tag mit halber Belastungsintensität ausgeführt wird.
Ein Muskelkater muss nach drei bis fünf Tagen völlig verschwunden sein. Andernfalls sollte der Sportler unbedingt den Sportarzt aufsuchen, um eine Muskelzerrung bzw. größere Muskelverletzungen auszuschließen.

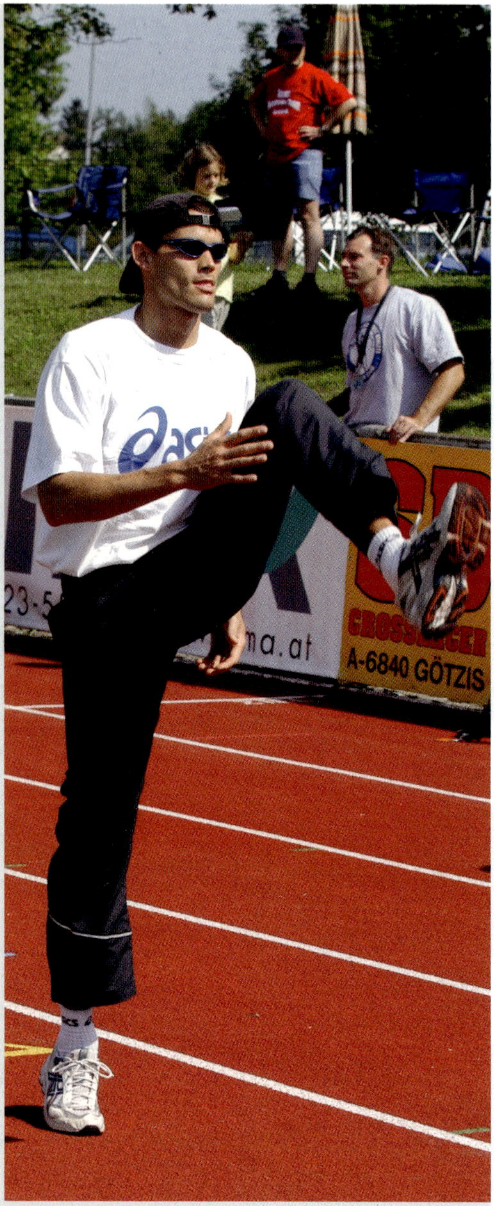

Durch Aufwärmen bereitet der Sportler die Muskulatur vor.

Muskelzerrung

Bei der Muskelzerrung handelt es sich um eine überaus häufige und oftmals falsch behandelte Verletzung. Mit großer Häufigkeit treten Zerrungen im Fußball, beim Hürdenlauf und in den leichtathletischen Sprungdisziplinen auf. Ursache für die Muskelzerrung ist eine Überdehnung der faserigen Muskelstrukturen mit Schwellung (Ödembildung) des betroffenen Bereichs, wobei aber keine Kontinuitätstrennung der betroffenen Muskelfasern erfolgt. Es handelt sich bei einer Zerrung also um einen funktionellen Schaden. Allerdings gibt es Hinweise, dass es im Zusammenhang mit Muskelzerrungen auch zu sogenannten Mikroeinrissen in den umschließenden Bindegewebssepten (Bindegwebshüllen bzw. -wänden) kommen kann. Die Symptome sind zunächst langsam zunehmende Schmerzen und lokale Irritationen der Muskulatur. Erst ein zunehmendes Spannungsgefühl sowie krampfartige Schmerzen der Muskulatur machen eine Fortführung des Trainings oder des Wettkampfs unmöglich. In Ruhe klingt der Schmerz gewöhnlich wieder ab.

Um einen weiteren Anstieg des Muskeltonus zu verhindern, ist eine unmittelbare und adäquate Therapie erforderlich. Dabei ist zunächst der Spannungsabbau der Muskulatur durch manuelle Lymphdrainagen indiziert. Anschließend sollte bei angelegtem Druckverband eine intervallförmige Kühlung (15 bis 20 Minuten mit drei bis vier Minuten Pause usw.) erfolgen. Ergänzend kann die Anwendung von lokalen Salbenverbänden und entzündungshemmenden Medikamenten sinnvoll sein. Bereits ab dem ersten Tag nach dem Auftreten der Beschwerden kann mit krankengymnastischen Übungstherapien, Interferenzstrom- und Hochvoltanwendungen, Ultraschall sowie Massagen zur Lockerung der betroffenen Muskulatur begonnen werden. Zudem sollte der Sportler so frühzeitig wie möglich ein Ergometer- und Lauftraining im schmerzfreien Bereich wieder aufnehmen. In der Regel ist die vorsichtige Wiedereingliederung des Sportlers in das allgemeine Trainingsprogramm der Gruppe (möglichst unter medizinischer Kontrolle) bereits wenige Tage nach dem ersten Auftreten der Beschwerden möglich.

Muskelfaserriss

Muskelzerrungen und Muskelfaserrisse beruhen auf demselben Mechanismus und unterscheiden sich nur durch das Ausmaß der Muskelschädigung. Bei einem Muskelfaserriss kommt es nach stärkerer Belastung zum Zerreißen von Muskelgewebe. Im Gegensatz zur Muskelzerrung lässt sich durch Ultraschall oder Kernspinaufnahmen eine Strukturveränderung mit Zerstörung von Muskelzellen und Einblutung erkennen. Die Diagnose kann meist schon durch die typische Vorgeschichte mit plötzlich einschießendem Schmerz vermutet werden. Nach dem Ereignis ist die Funktion des betroffenen Muskels meist über längere Zeit schmerzhaft eingeschränkt. Bei der Abtastung des Muskels ist ebenfalls ein Schmerz auszulösen.

Reißen größere Muskelfasern, so zeigen sich teils deutliche Einbuchtungen oder auch zusammengezogene Muskelanteile in der betroffenen Region.

Präventivmaßnahmen

Um die beschriebenen Muskelbeschwerden zu vermeiden, sollte im Vorfeld der Belastung ein adäquates Aufwärmprogramm absolviert werden. Außerdem sind Ermüdungssymptome zu beachten. Vermeiden Sie Auskühlungen und starke Flüssigkeits- und Elektrolytverluste und gleichen Sie muskuläre Dysbalancen aus.

4.3 Was tun bei chronischen Erkrankungen?

Die bekanntesten und verbreitetsten Allergien sind Bronchialasthma und Heuschnupfen. Da sie zu erheblichen Eignungsnachteilen führen können, beschäftigen wir uns im Folgenden mit den Möglichkeiten ihrer Behandlung.

Bronchialasthma und Heuschnupfen

Das Bronchialasthma hat besonders durch die Zunahme von Reizstoffen in der Luft wachsende Bedeutung erhalten. Es ist gekennzeichnet von einer zu starken Reaktionsfähigkeit der Bronchien. Auf die verschiedensten Reize reagieren diese mit einer Engstellung der Muskulatur, gleichzeitig kommt es zu einer erhöhten Sekretion eines überdurchschnittlich zähen Schleims. Beide Mechanismen verschlechtern die Funktion der Bronchien. Zu Beginn ist häufig eine Allergie ursächlich, bei der das Vorhandensein von Antikörpern zur verstärkten Reaktion auf fremde Eiweiße führt. Als auslösende Faktoren sind tierische Eiweiße (Katzen- oder Pferdehaare), bestimmte Nahrungsmittel wie Obst oder Fisch, aber auch Schimmelpilze in feuchten Häusern und nicht zuletzt Blütenpollen bekannt.

Das typische allergische Asthma findet sich vor allem bei Kindern und Jugendlichen. Nicht selten beginnen Allergiker ihre „Laufbahn" mit Hautallergien (z. B. Milchschorf), später spielt sich dann die Allergie beispielsweise in der Lunge ab. Im weiteren Lebensalter verliert sie sich (im günstigsten Fall) oft ganz. Die Auswahl der Medikamente für die Behandlung von Asthma und Erkrankungen der Atemwege hat für die Dopingkontrolle viele Probleme aufgeworfen. Noch vor wenigen Jahren wurden vornehmlich Ephedrin und verwandte Wirkstoffe angewendet. Sie gehören allerdings zur Gruppe der Stimulanzien (der sympathomimentischen Amine) und zählen daher zu den verbotenen Substanzen.

> Jede medikamentöse Behandlung muss nach den aktuellen Anti-Dopingrichtlinien erfolgen. So bedarf z. B. die Behandlung allergischer Atemwegserkrankungen zuerst medizinischer Ausnahmegenehmigungen.

Bei der Betreuung von Leistungssportlern ist es zudem häufig erforderlich, fehlende oder verausgabte Stoffe möglichst rasch zu ersetzen (zu substituieren), um optimale Arbeitsbedingungen zu erhalten, die Ausschöpfung der körperlichen Reserven nicht zu groß werden zu lassen und die Erho-

□ □ □ INFO 6: Hinweise für den Trainer

Für Übungsleiter und Trainer ergeben sich folgende grundsätzliche Hinweise im Umgang mit Medikamenten und im Krankheitsfall oder bei Verletzung eines Sportlers:

- Kranke Sportler müssen gezielt mit den erforderlichen Medikamenten behandelt werden. Die Wettkampfteilnahme ist gegebenenfalls abzusagen, das Training zu reduzieren oder zu unterlassen.
- Eine nachlassende Leistungsfähigkeit und fehlendes Training sind durch Medikamenteneinnahme nicht auszugleichen!
- Nur ein systematisches Training, angepasste Ernährung und ausreichende Ruhe garantieren hohe Funktionskapazitäten und somit hohe Leistung.

lungsphase abzukürzen. Wir weisen an dieser Stelle ausdrücklich auch darauf hin, dass Nahrungsergänzungsmittel zur Substitution (s. auch Kap. 5 „Ernährung“) ebenfalls mit den Anti-Dopingrichtlinien übereinstimmen müssen.

Diabetes mellitus

Der Diabetes mellitus ist eine Störung des Zuckerstoffwechsels, die ärztlich überwacht und behandelt werden muss. Unbehandelt kann es zu multiplen Organschäden (Arteriosklerosen, Nierenschäden, Schlaganfällen) kommen. Der Blutzuckerspiegel wird durch Medikamente gesenkt.

Körperliche Belastungen, z. B. Ausdauerbelastungen, aktivieren den Kohlenhydratstoffwechsel, wodurch Blutzucker abgebaut wird und die Dosis der blutzuckersenkenden Medikamente reduziert werden kann.

Bei medikamentöser Behandlung und gleichzeitiger körperlicher Aktivität besteht eine Gefahr der Unterzuckerung (= Hypoglykämie). Diese kann zu Bewusstseinsstörungen bis hin zur Bewusstlosigkeit führen. Daher sollte der Sportler immer Traubenzucker für eine Akutbehandlung mit sich führen.

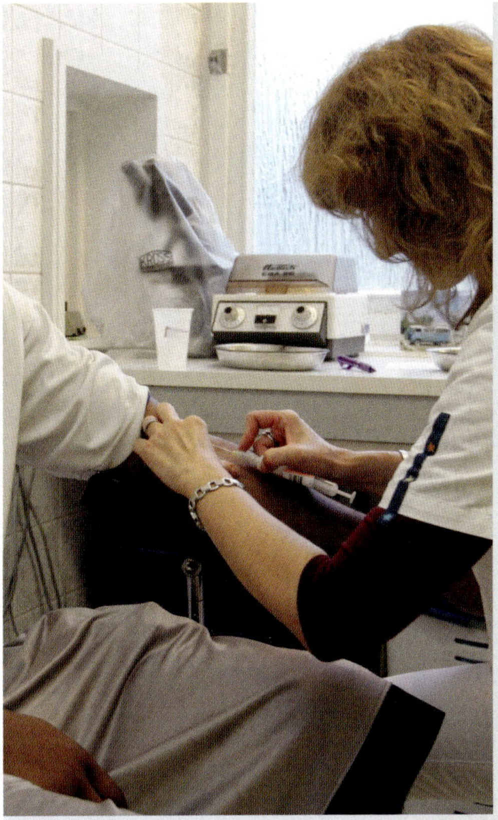

Blutuntersuchungen geben Auskunft über den Krankheitsstand.

Grundsätzlich sind Anforderungen im Leistungs- und Hochleistungssport möglich.

ZUSAMMENFASSUNG

- Bei einem Infekt, besonders wenn dieser mit Fieber einhergeht, muss der Sportler eine Trainings- und Wettkampfpause einlegen, um langfristige Erkrankungen zu vermeiden.
- Muskuläre Verletzungen sind die Folge zu hoher oder ungewohnter Belastungen und werden durch eine schlechte oder fehlende Vorbereitung begünstigt.
- Bei der Einnahme von Medikamenten ist die aktuelle Dopingliste zu beachten, eventuell müssen Sonderanträge gestellt werden.

WAS ERWARTET SIE HIER?
Sie erhalten Informationen über
- die wichtigsten Nährstofflieferanten für unseren Körper,
- eine bedarfsangepasste Ernährung und
- die Besonderheiten der Ernährung in Trainings-, Wettkampf- und Übergangsphasen bzw. bei Kindern und Jugendlichen.

5.1 Belastungsadäquate Ernährung

Auch das beste Training kann nicht zur individuellen Höchstleistung führen, wenn entsprechende Grundregeln und Fragen der Ernährung nicht ausreichend berücksichtigt werden.

Nicht nur im Hochleistungssport erwachsener Sportler, sondern vor allem auch im Kinder- und Jugendsport hat eine belastungsadäquate Ernährung hohen Stellenwert. Bei Kindern und Jugendlichen ist der relative Energiebedarf größer als beim Erwachsenen. Insbesondere durch Wachstumsprozesse ist der Grundumsatz erhöht. Aber auch der Leistungsumsatz ist bei Kindern und Jugendlichen erhöht, da sie sich im Normalfall bedeutend mehr bewegen – sofern sie nicht zu viel vor dem Computer oder dem Fernseher sitzen – als Erwachsene und alle

ABB. 4: Mediterraner Ernährungskreis

Quelle: Scheck (leistungssport 5/2003)

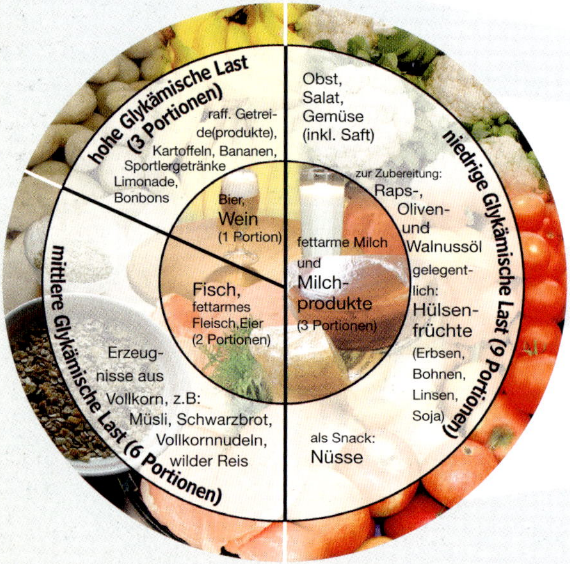

- Anhaltspunkt für die Ernährungsverteilung eines Tages
- Möglichst als Ergänzung zu den gewohnten Hauptmahlzeiten gesunde Zwischenmahlzeiten einnehmen!
- Anteiliger täglicher Verzehr von Lebensmitteln aus verschiedenen Lebensmittelgruppen.
- Unterteilung nach der Glykämischen Last bezieht sich nur auf die äußeren Kreissegmente. Die Lebensmittel im Innenkreis liefern kaum Kohlenhydrate.

ihre Lebensäußerungen intensiver und damit energieaufwändiger sind.
Bis zum Beginn der Pubertät haben Mädchen und Jungen bei gleicher Körpergröße, Körpermasse und bei gleichen körperlichen Belastungen den gleichen Energiebedarf. Erst in der Folge ergibt sich die geschlechtsspezifische Differenzierung.

5.2 Grundregeln

Die wichtigsten Treibstoffe für den Körper

Neben ausreichender quantitativer Versorgung ist die optimale qualitative Nahrungszusammensetzung eine entscheidende Voraussetzung für die Leistungsfähigkeit des Sportlers. Drei wesentliche Hauptbestandteile der Nahrung sind Kohlenhydrate, Eiweiße und Fette.

Kohlenhydrate

Hinter dem Begriff „Kohlenhydrate" versteckt sich eine große Stoffgruppe. Es gibt Einfachzucker wie Glukose und Fruktose, Zweifachzucker wie Saccharose und Mehrfachzucker wie Stärke und Ballaststoffe. Einfachzucker werden sofort im Stoffwechsel verbrannt – sie sind also direkte Energielieferanten. Trauben- und Fruchtzucker (Glukose und Fruktose) kommen hauptsächlich in Obst, Säften und Honig vor.
Saccharose (Zweifachzucker) oder auch Rübenzucker ist der im Haushalt am häufigsten verwendete Zucker und wird z. B. auch Fruchtsaftgetränken und Süßspeisen zugesetzt. Zweifachzucker bestehen aus zwei Zuckerelementen. Damit diese im Stoffwechsel zu Energie verbrannt werden können, muss der Körper sie zuerst einmal in Einfachzucker teilen. Diese Teilung erfolgt jedoch sehr schnell, sodass auch Zweifachzucker zu den schnellen Energielieferanten zählen.
Mehrfachzucker setzen sich aus einer Vielzahl von Zuckermolekülen zusammen. Um sie im Stoffwechsel verwerten zu können, müssen diese zunächst aufgespalten werden. Da dies einige Zeit dauert, werden die Energien auf längere Zeit und gleichmäßig zur Verfügung gestellt. Die wesentlichen Lieferanten für Stärke und Ballaststoffe (= Mehrfachzucker) sind Getreide, Kartoffeln, Reis, Teigwaren, Hülsenfrüchte und Gemüse.
Der Glykogenspeicher des menschlichen Körpers bezeichnet die in Form von Glykogen gespeicherten Kohlenhydrate bzw. Glukosemoleküle. Das gespeicherte Glykogen befindet sich, je nach Muskelmasse, zu einem Drittel in der Leber und zu zwei Drittel in der Muskulatur. Da die Leistungsfähigkeit mit der Größe der Glykogenspeicher zusammenhängt, ist die ausreichende Zufuhr von Kohlenhydraten Voraussetzung für sportliche Aktivitäten. Sie stellen die wichtigste Energiequelle für den Sportler dar. Nach ihrer Aufspaltung im Verdauungstrakt werden sie in den Blutkreislauf aufgenommen und von dort zu den Zielorganen (z. B. Gehirn, Muskulatur) transportiert.

INFO 7: Nährstoffübersicht

Kohlenhydrate ...
... sind Energiesubstrate für intensive mittel- bis langfristige Muskelbelastungen und alleiniger Brennstoff für die Hirnleistung.

Fette ...
... stellen das größte Substratdepot für langfristige Muskelbelastungen mit niedriger Intensität dar.

Eiweiße ...
... sind die Bausubstanz für Zellstrukturen, Immunkörper, Hormone und Enzyme.

Vitamine ...
... sind Helfer für sämtliche Stoffwechselvorgänge im Körper.

Mineralstoffe, Spurenelemente ...
... dienen der Aufrechterhaltung und Aktivierung sämtlicher elektrischer Zellvorgänge und der Zellsubstanz und unterstützen die Zellreparatur.

Wasser ...
... ist das Milieu des Zellstoffwechsels und dient der Thermo- bzw. Körperwärmeregulation, der Entgiftung und als Lösungs- und Transportmedium.

Die Wirkung der Kohlenhydrate auf den Blutzucker wird mit dem glykämischen Index (GI) ausgedrückt. Er gibt an, wie weit ein kohlenhydratreiches Lebensmittel den Blutzucker über den Normalwert anhebt.

Fette

Ohne Fett kann der menschliche Organismus nicht leben, bei einem zu hohen Fettkonsum leidet er. Maximal 30 Prozent der zugeführten Nahrungsenergie in Form von Fetten sind völlig ausreichend, um die wichtigsten Aufgaben zu erfüllen. Fette dienen

- dem Wärmeschutz,
- der Synthese von Gewebshormonen und der Membranbildung,
- als Träger fettlöslicher Vitamine und essentieller Fettsäuren sowie
- als Geschmacksgeber und haben zudem eine
- Schutzfunktion (Polster).

Fette und fettliefernde Lebensmittel können gesättigte und ungesättigte Fettsäuren enthalten. Der Körper braucht die verschiedenen Fettsäuren in einem bestimmten Verhältnis. Leider besteht in unserer Ernährung ein Ungleichgewicht zwischen Bedarf und Zufuhr. Gesättigte Fettsäuren, die insbesondere in Fleisch, Wurst, Käse und Milchprodukten vorkommen, können sich bei zu hoher Zufuhr negativ auf die Gesundheit auswirken. Der Anteil der gesättigten Fettsäuren in der Nahrung sollte ein Drittel der als Fett zugeführten Energie nicht übersteigen. Den einfach und mehrfach un-

gesättigten Fettsäuren werden günstigere Wirkungen auf Blutfette und Blutdruck zugeschrieben.
Die essentiellen, mehrfach ungesättigten Fettsäuren wie z. B. die zweifache Linolsäure (Omega-6-Fettsäure) sind hauptsächlich in Pflanzenölen (Sonnenblumen-, Maiskeim- und Distelöl) zu finden. Dreifache Linolensäure (Omega-3-Fettsäure) ist insbesondere in Seefisch wie Lachs, Makrele und Hering enthalten.
Olivenöl ist besonders reich an einfach ungesättigten Fettsäuren. Nüsse sind zwar sehr fettreich, enthalten aber auch reichlich ungesättigte Fettsäuren und andere wertvolle Pflanzenstoffe wie Lignine, Vitamin E und C, Kalzium und Selen. Nüsse können in kleinen Mengen z. B. als Zutat für Müslis, Milch- und Quarkspeisen zu einer vollwertigen Kost beitragen.

Eiweiß

Eiweiße (Proteine) sind eine wichtige Grundlage für das Wachstum und die Entwicklung von Organen und Gewebe. Sie dienen als Strukturelement der Muskelfasern und als Gerüstsubstanz von Knochen, Sehnen und Haut. Auch Enzyme, einige Hormone, Abwehrkörper sowie Hämoglobin, das den Sauerstoff im Blut transportiert, bestehen aus Proteinen. In der Gruppe der Proteine gibt es jedoch Unterschiede. Die Qualität der Proteine hängt von der Zusammensetzung ihrer Grundbausteine, den Aminosäuren, ab.

Eine gemischte Kost aus proteinreichen tierischen und pflanzlichen Lebensmitteln garantiert ein optimales Spektrum an lebensnotwenigen Aminosäuren.
Vegetarier, die sich neben den pflanzlichen Produkten „nur“ noch von Milch, Milchprodukten und eventuell Ei (= Ovo-Lakto-Vegetarier) ernähren, können quantitativ und qualitativ ausreichend Proteine aufnehmen, wenn sie proteinreiche Lebensmittel in ihren Speisen miteinander kombinieren. Dazu können beispielsweise Getreide und Milchprodukte (Müsli, Käsebrot, Nudelauflauf), Hülsenfrüchte und Getreide (Mais-Bohnen-Salat) oder Kartoffeln und Milchprodukte (Pellkartoffeln mit Quark, Kartoffelauflauf) in einer Mahlzeit zugeführt werden.

Der strenge Vegetarismus mit rein pflanzlicher Kost ist als Ernährung für Sport treibende Kinder und Jugendliche ungeeignet.

Vitamine und Mineralstoffe

Vitamine und Mineralstoffe sind lebensnotwendige Bestandteile unserer Nahrung. Sie liefern zwar keine Energie, sind aber für den reibungslosen Ablauf vieler Vorgänge im Stoffwechsel unentbehrlich. Sie agieren als vielseitige Schutz- und Hilfsstoffe. Ein Mangel an Vitaminen und Mineralstoffen zeigt sich in verschiedenen Körperreaktionen.

Einige Beispiele:

- Störungen in der Blutbildung und Schleimhautentzündungen können ihre Ursache z. B. in einem Mangel an Folsäure haben.
- Eine zu geringe Zufuhr an Vitamin C, über längere Zeit, birgt die Gefahr des Auftretens von verzögerter Wundheilung, Müdigkeit und reduzierter Infektionsabwehr.
- Kalzium ist ein Bestandteil der Knochen und Zähne. Um die Knochenmasse zu erhalten, muss in jedem Lebensalter auf viel Kalzium in der Nahrung geachtet werden. Die wesentliche Kalziumaufnahme erfolgt über die Nahrung vor allem mit Milch, Milchprodukten und Käse, außerdem durch Getreide, Obst und Gemüse. Bereits mit einem Glas Milch oder Buttermilch plus einem Joghurt und zwei Scheiben Käse ist der Kalziumbedarf eines Erwachsenen pro Tag gedeckt. Können Milch und Milchprodukte nicht verzehrt werden, z. B. aufgrund einer Milcheiweißallergie, ist zusätzlich ein kalziumreiches Mineralwasser empfehlenswert.

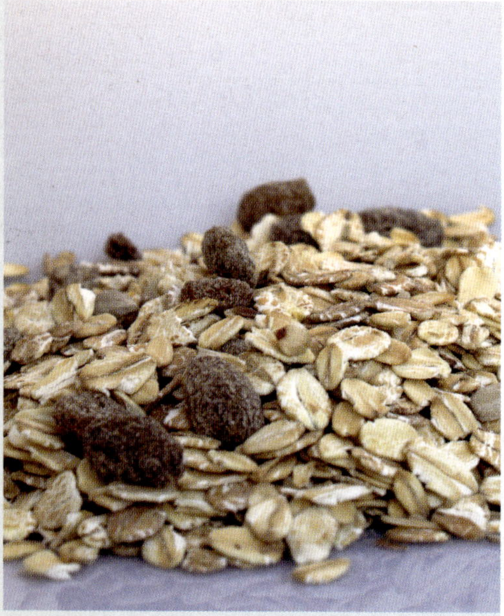

In einem guten Müsli ist „alles" drin!

Ohne Flüssigkeit läuft im Körper nichts

Eine der wichtigsten Ernährungsaufgaben ist die Aufnahme von ausreichend Flüssigkeit, denn unser Körper besteht zu circa 60 Prozent aus Wasser. Nicht ergänzte Flüssigkeitsverluste wirken sich schnell nachteilig auf die körperliche und mentale Leistungsfähigkeit und auf das Allgemeinbefinden aus. Ein Wassermangel über mehrere Tage kann rasch zu schwerwiegenden Schäden durch Bluteindickung und Kreislaufversagen führen.

Wasser hat vielseitige Aufgaben in unserem Körper zu erfüllen. Es ist ein Baustoff und dient als Lösungs-, Transport- und Kühlmittel. Um bei körperlicher Aktivität einer Überhitzung vorzubeugen, produziert der Körper Schweiß, der auf der Haut verdunstet und so den Körper kühlt (s. auch Kapitel 3). Wie viel jemand schwitzt, hängt von individuellen Faktoren, von der Art und Intensität der körperlichen Aktivität, vom Klima und vom Trainingszustand ab. Es gibt Studien, die besagen, dass Trainierte früher schwitzen und dass in einem besseren Trainingszustand Schweiß abgesondert wird, der weniger Elektrolyte enthält. Der Mineralstoffverlust beim Trainierten ist also deutlich geringer, die Hydration (= Anlagerung von Wasser) einfacher und schneller. Schweißverluste von fünf Litern und mehr sind bei längeren Trainingseinheiten und vor allem im Wettkampf keine Seltenheit.

Flüssigkeitsdefizite ausgleichen

Unser Organismus verlangt täglich, dass die Flüssigkeit, die er über Urin, Stuhl, Haut und Lunge ausscheidet, wieder ersetzt wird. Die Flüssigkeit kann über Getränke und feste Nahrung – die Gurke besteht beispielsweise zu 96 Prozent aus Wasser – aufgenommen werden. Zusätzlich wird bei der Verbrennung der aufgenommenen Nährstoffe (Kohlenhydrate, Fett und Eiweiße) sogenanntes Oxidationswasser gebildet, das ebenfalls zur Bedarfsdeckung beiträgt.

Ob ein Flüssigkeitsdefizit im Körper besteht oder nicht, lässt sich auf recht zuverlässige und praktikable Weise durch Gewichtskontrollen feststellen. Erst wenn das Körpergewicht nach der Belastung dem vor der Belastung entspricht, ist die Bilanz wieder ausgeglichen.

Ein Sportler gelangt durch Wasserdefizite schneller in leistungsmindernde Bereiche der negativen Flüssigkeitsbilanz. Es ist daher unbedingt zu empfehlen, sich eine regelmäßige Flüssigkeitszufuhr anzugewöhnen. Trinken Sie auch dann, wenn Sie keinen Durst verspüren!

Auch während einer Belastung kann eine Flüssigkeitszufuhr angebracht sein. Bei Ausdauerbelastungen von mehr als 45 Minuten führt eine regelmäßige Flüssigkeitsaufnahme zu einer geringeren Abnahme des Körpergewichts und der Leistung. Der Belastungspuls wird niedriger, die Erholung

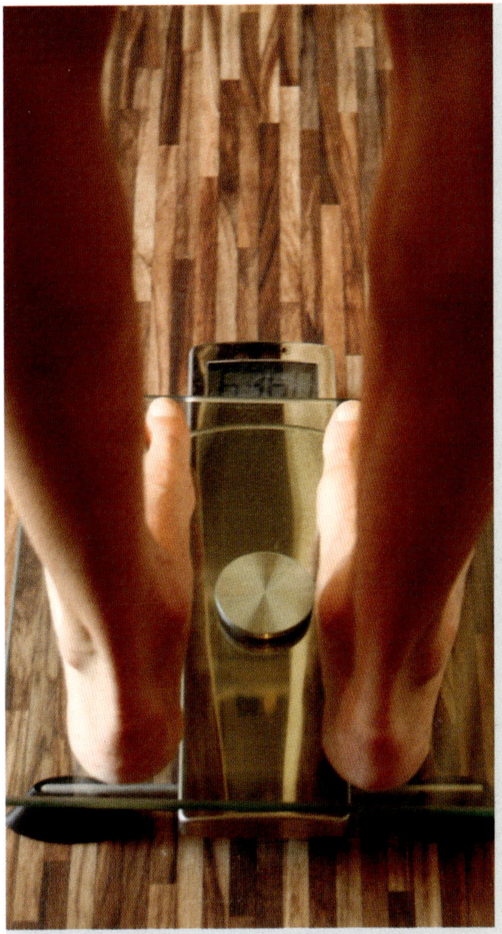

Das Gewicht vor und nach dem Training lässt die Flüssigkeitsbilanz erkennen.

nach Beendigung der Belastung erfolgt schneller. Aufgrund der eingeschränkten Aufnahmekapazität des Dünndarms sollte die zugeführte Trinkmenge pro 15 Minuten 200 Milliliter nicht überschreiten. Achten Sie darauf, die Getränke nicht zu kalt zu sich zu nehmen. Kalte Flüssigkeiten werden weniger schnell resorbiert (aufgenommen) und können die Magenschleimhaut reizen.

Die Zufuhr von Flüssigkeit ohne jeglichen Zusatz an Elektrolyten ist genauso falsch wie die alleinige oder vorwiegende Zufuhr von Elektrolyten, z. B. in Form von Salztabletten, ohne Wasser. Im ersten Fall kommt es schnell wieder zu einer Ausscheidung des Wassers über die Nieren, da das Wasser ohne Elektrolyte nicht im Organismus gehalten werden kann. Im zweiten Fall werden die überschüssigen Elektrolyte über die Nieren wieder ausgeschieden, wobei ein zusätzlicher Wasserverlust mit einer weiteren Leistungsverschlechterung ein-

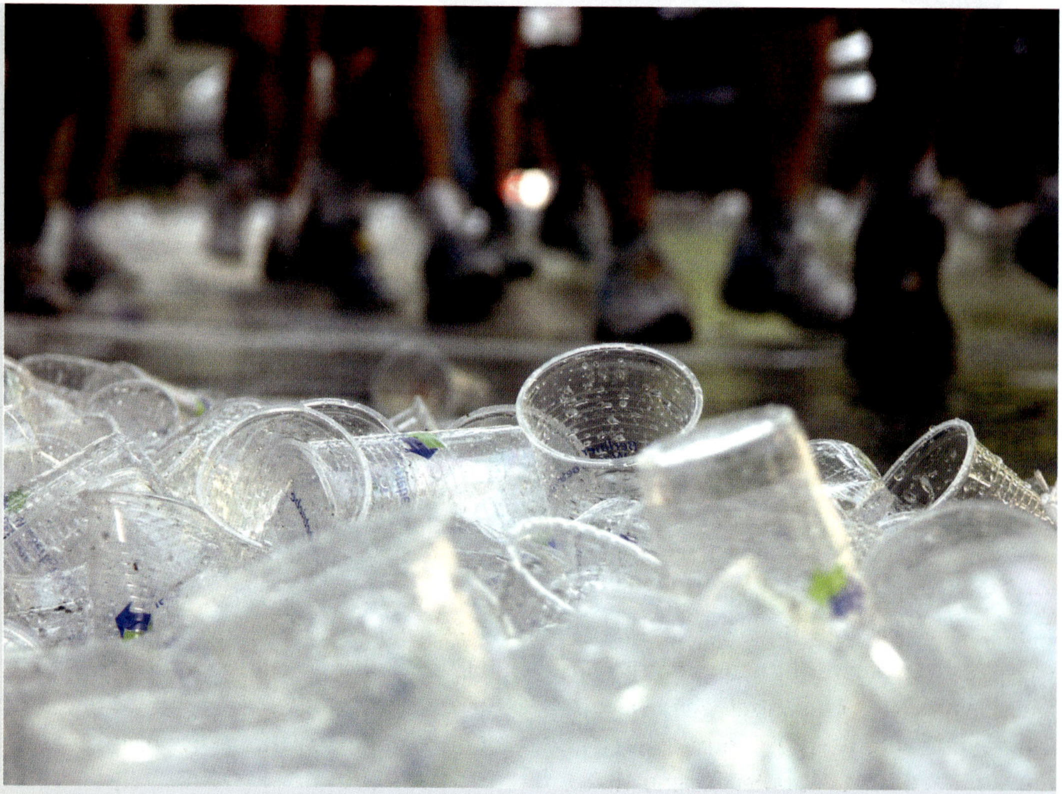

Bei Ausdauerbelastungen sollte dem Körper regelmäßig Flüssigkeit zugeführt werden.

tritt. Tees, Mineralwasser und Fruchtschorlen (im Verhältnis 2 zu 1) eignen sich besonders gut, um Flüssigkeitsdefizite im Sport auszugleichen.

Bedarfsangepasste Ernährung

Ein zu reichliches Essen führt unweigerlich zum Nachlassen der körperlichen und geistigen Leistungsfähigkeit, da eine Verlagerung großer Blutmengen in die Gefäße der Verdauungsorgane erfolgt. Dadurch kommt es zu einer relativen zerebralen (zum Gehirn gehörende Bereiche) und muskulären Blutarmut mit Leistungsabfall, Schläfrigkeit, schwerfälligen Bewegungen und einer Unfähigkeit zu konzentrierter Leistung.

Aufgrund der beschränkten Aufnahmekapazität des Verdauungstrakts sollte der Sportler versuchen, seine Nahrungsaufnahme nicht auf wenige, große Hauptmahlzeiten, sondern auf mehrere kleine Mahlzeiten zu verteilen.

Durch das zweite Frühstück wird der typische Leistungsabfall am Vormittag abgefangen und der Tiefpunkt am Mittag abgeschwächt. Damit das Leistungstief am Mittag nicht so lange anhält, sollte das Mittagessen nicht zu voluminös und fettreich sein. Eine kleine Zwischenmahlzeit am Nachmittag fördert zudem die Leistungsbereitschaft und ist vor allem für Sportler zu empfehlen, deren Training in die frühen Abendstunden fällt.

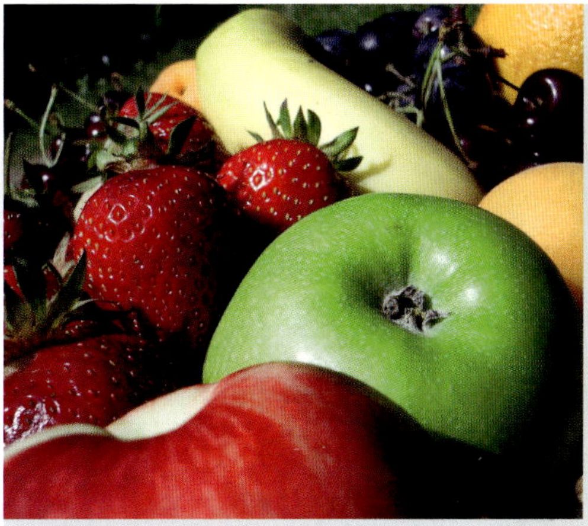

© Jens Zehnder/PIXELIO

Obst ist eine gute Zwischenmahlzeit.

Nahrungsaufnahme am Wettkampftag

Im Hinblick auf die zeitliche Einteilung der Nahrungsaufnahme muss beachtet werden, dass zum Zeitpunkt des Trainings oder des Wettkampfs der Magen weder leer noch stark gefüllt ist. Bei Belastungen mit einem überfülltem Magen kann die Atmungsfunktion durch einen hohen Zwerchfellstand und mangelhafte Zwerchfellbeweglichkeit beeinträchtigt sein. Außerdem kann die optimale Blutversorgung der Arbeitsmuskulatur beeinträchtigt sein, da zur Verdauung des Mageninhalts beachtliche Mengen Blut gebunden werden. Bei Belastungen mit leerem Magen ist dagegen die Glukose- und Fettmobilisierung deutlich herabgesetzt.

Die letzte größere Mahlzeit sollte – je nach Magenverweildauer der zugeführten Speisen – wenigstens drei Stunden vor der sportlichen Leistung liegen.

Die Gestaltung des Essens ist von den spezifischen Anforderungen in den unterschiedlichen Sportarten oder Disziplinen abhängig:

- Sportler aus kraftorientierten Sportarten benötigen eine vermehrte Eiweißzufuhr entweder vor oder möglichst bald nach der Belastung. So werden den durch den Spannungsreiz entstandenen Impulsen für die Verdickung der Muskelfasern (=Hypertrophie) genügend Eiweißbausteine in Form von Aminosäuren zur Verfügung gestellt.
- Bei Ausdauersportlern ist die Zufuhr von Kohlenhydraten kurz vor der Belastung wichtig, um die frühzeitige Lipolyse (Freisetzung von Fettsäuren) zu verhindern bzw. um nach der Belastung zur schnelleren Regeneration beizutragen.

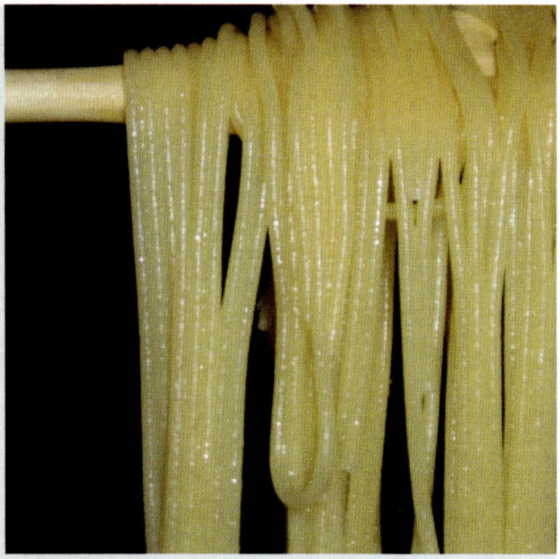

© kitty@net/PIXELIO

Pasta – ein klassischer Kohlenhydratträger.

Da viele Sportler nach intensiven Anstrengungen keinen Appetit verspüren und die Magensaftproduktion durch Flüssigkeitsverluste eingeschränkt wird, sollte Nahrung unmittelbar nach der Belastung nur in flüssiger Form zugeführt werden.

5.3 Ernährung in Trainings-, Wettkampf- und Übergangsphasen

Da der Sportler im Verlauf eines langjährigen Trainingsprozesses nicht ununterbrochen „in Form" sein kann, unterwirft man Aufbau, Erhaltung und Verlust der sportlichen Form einer bewussten, sich zyklisch wiederholenden Periodisierung.

Die physiologischen Besonderheiten der einzelnen Perioden stellen dabei auch unterschiedliche Anforderungen an die Ernährung, weshalb verschiedene Ernährungsphasen unterschieden werden:

- Basisernährung
- Vorwettkampf-
- Wettkampf- und
- Nachwettkampfernährung

Die Basisernährung (auch Trainings- oder Trainingsaufbaukost genannt) hat den langfristigen Energie- und Nährstoffbedarf des ganzjährigen Trainings sicherzustellen. Sie muss vielseitig, leicht verdaulich und appetitanregend sein.

Die Vorwettkampfernährung dient einer optimalen Ausgangslage für den Wettkampf. Inhaltlich geht es dabei vor allem um die Auffüllung der Energievorräte. Aber auch

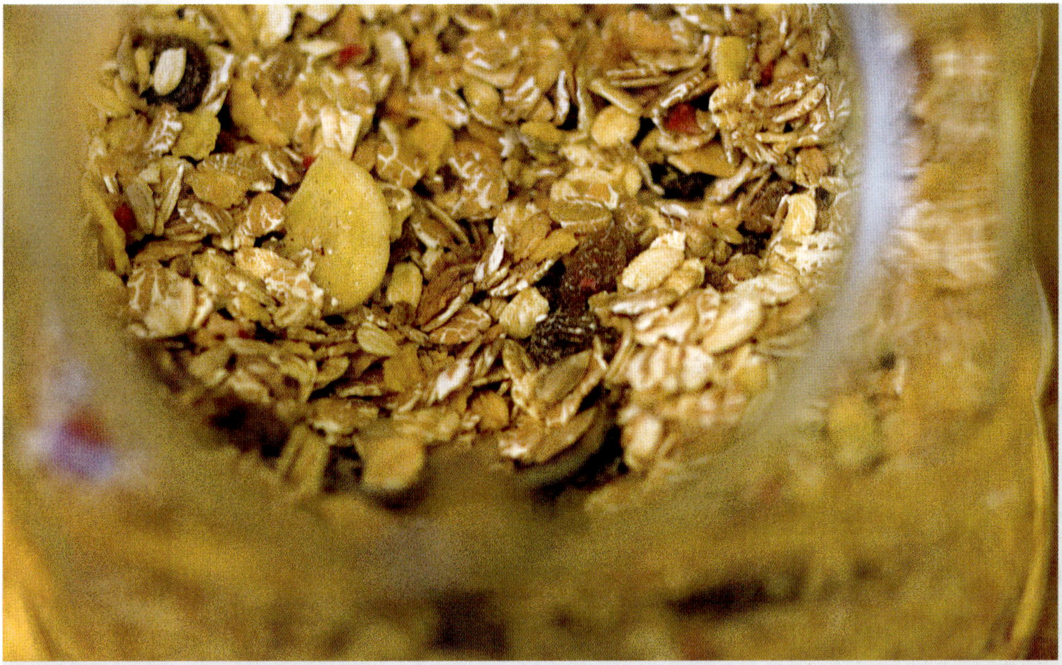

Ein Müsli-Glas sollte bei jedem Frühstück zum Standard gehören.

die Anpassung der Essenszeiten auf die voraussichtliche Startzeit fällt in diesen Zeitraum. Die Phase erstreckt sich in der Regel über die letzten zwei bis drei Tage, in manchen Sportarten auch über die letzten sechs bis acht Tage vor dem Wettbewerb.

Die Wettkampfernährung umfasst die Ernährung vor dem Start und in vielen Sportarten auch während oder in den Pausen zwischen den einzelnen Wettkämpfen. Hier ist die Vermeidung ernährungsbedingter Fehler von höchster Bedeutung, damit nicht die gesamte Vorbereitung auf den entscheidenden Wettkampf zunichte gemacht wird.

Die Nachwettkampfernährung dient dem raschen Ersatz der verbrauchten Nährstoffe, um die Regenerationszeit zu verkürzen. Dabei empfiehlt sich folgende Reihenfolge:

1. Flüssigkeits- und Elektrolytersatz
2. Auffüllung der Energiedepots durch Zufuhr leicht verdaulicher Kohlenhydrate
3. Zufuhr von Eiweiß zum Strukturaufbau

Die stark variierenden Belastungsarten in den einzelnen Sportarten und Sportdisziplinen bedürfen unterschiedlicher Ernährungsweisen. Dies schlägt sich auch in den Ernährungsphasen nieder.

Für die Vorwettkampfernährung gilt allgemein, dass in den Ausdauersportarten in den letzten drei Tagen für die optimale Auffüllung der Glykogenspeicher vermehrt kohlenhydratreiche Kost (über 60 Prozent der Gesamtenergiemenge) aufgenommen werden sollte. In den anderen Sportartengruppen genügt die normale Basisernährung. In den Spielsportarten sollten am dritten und zweiten Tag vor dem Spiel kohlenhydratreiche Getränke zur Erhöhung der Glykogenspeicher zusätzlich zur Basiskost verabreicht werden.

Die Wettkampfernährung sollte in allen Sportartengruppen aus einer leicht verdaulichen letzten Mahlzeit mit einer Nährstoffrelation der Basisernährung bestehen.

Die einzige Ausnahme bilden die Kraftsportler: Bei ihnen enthält die letzte Mahlzeit (wie bereits erwähnt) eine vermehrt eiweißreiche Kost, die allerdings nicht zu voluminös sein sollte.

Eine Stunde vor dem Wettkampf sollte generell noch ein kohlenhydratreiches Getränk zugeführt werden. Achten Sie dabei darauf, dass die Kohlenhydratlösung nicht zu konzentriert ist, da es sonst zu einer Entleerungsverzögerung des Magens bis hin zu einer Magenschleimhautschwellung kommen kann.

Im Rahmen der Nachwettkampfernährung sollten prinzipiell – und ganz besonders in den Ausdauersportarten – glukosehaltige Getränke aufgenommen werden, um die Kohlenhydratspeicher zu füllen.

5.4 Ernährung für Kinder und Jugendliche

Die Ernährung im Allgemeinen ist grundlegend für die Gesundheit und das Wohlbefinden – Essen und Trinken sind Grundbedürfnisse und lebensnotwendig. Das gesunde Ernährungsverhalten ist ein zentraler Bestandteil eines gesunden Lebensstils. Es wird in den ersten zehn Lebensjahren erlernt und gebildet. Nicht nur wegen der hohen Bedeutung für die spätere Gesundheit, auch wegen einiger biologischer Besonderheiten sind in der Ernährung von Kindern und Jugendlichen einige Besonderheiten zu beachten. Besonders in der Phase der Pubertät ist der Nährstoffbedarf im Vergleich zu einem erwachsenen Menschen verschoben.

Grundsätzlich hat die gesunde Ernährung im Kindes- und Jugendalter folgende Ziele:

- die Sicherung von Wachstum und Entwicklung,
- das Vermeiden von Mangelzuständen,
- die Prävention von ernährungsabhängigen Erkrankungen (wie Stoffwechselkrankheiten, Bluthochdruck, Herz-Kreislauferkrankungen) und
- in sehr seltenen Fällen auch die Behandlung von Krankheiten (z. B. angeborene Stoffwechselerkrankungen wie die Phenylketonurie).

Während der Pubertät kommt es zum absolut höchsten natürlichen Kalorienbedarf des Menschen, da in diesem Zeitraum der Organismus besonders rasch wächst und die sexuelle Reifung stattfindet. Bei Mädchen wird dieser Höchstwert zwischen dem 12. und 15., bei Jungen zwischen dem 15. und 18. Lebensjahr erreicht.

Sport treibende Kinder haben verständlicherweise einen höheren Energiebedarf als Kinder, die in der Freizeit vorwiegend am Computer sitzen und sich zu wenig bewegen. Die konkrete Angabe von Richtzahlen ist jedoch nahezu unmöglich, da im Allgemeinen belastungs- und wachstumsspezifische Bedarfsmengen nicht zu trennen sind. Prinzipiell gilt, dass Wachstumsschübe mit einem höheren Energiebedarf verbunden sind; sportliche Zusatzbelastungen führen zu einer weiteren Erhöhung. Bezüglich der Nährstoffzusammensetzung ist hervorzuheben, dass der Eiweißbedarf von Kindern und Jugendlichen gegenüber dem der Erwachsenen wegen der wachstumsbedingten erhöhten Eiweißsyntheseprozesse größer ist.

Auch der Vitamin- und Mineralstoffbedarf ist bei Kindern und Jugendlichen erhöht. Bei intensiv Sport treibenden Kindern sollte daher besonders auf eine ausgewogene Ernährung mit viel Obst und Gemüse sowie mit Milchprodukten geachtet werden. Von einer unreflektierten zusätzlichen Gabe von Vitaminen und Mineralstoffen ist abzuraten.

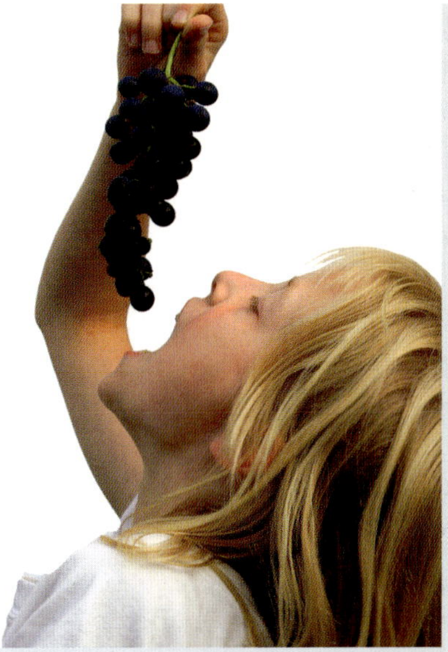

Für Kinder ist Obst ein Muss!

Außerdem brauchen Kinder und Jugendliche sehr viel Flüssigkeit, damit die Abbauprodukte des Eiweißstoffwechsels durch die Nieren adäquat ausgeschieden werden können. Aufgrund gesteigerter Schweißraten entwickeln Sport treibende Kinder und Jugendliche einen nochmals erhöhten Bedarf.

ZUSAMMENFASSUNG

- Die gesunde Ernährung ist grundlegende Voraussetzung für die Gesundheit und das Wohlbefinden des Menschen.
- Kohlenhydrate, Eiweiße und Fette sind wichtige Nährstofflieferanten für unseren Körper.
- Die Ernährung eines Sportlers sollte belastungsadäquat gestaltet werden.
- Eine der wichtigsten Aufgaben in der Ernährung ist die ausreichende Zufuhr von Flüssigkeit, um wichtige Stoffwechselvorgänge vollständig zu ermöglichen.

Trainer als Beruf

Ohne fachlich hoch qualifizierte, engagierte Trainerinnen und Trainer mit einer hohen Kompetenz sind Spitzenleistungen nicht vorstellbar. Die Trainerausbildung auf der höchsten Ebene muss deshalb sicherstellen:

- den Erwerb wissenschaftlich fundierter, aktueller Erkenntnisse mit hoher Relevanz für erfolgreiches Trainerhandeln
- die Trainerkompetenz durch enge Verzahnung von Wissenserwerb und Trainerhandeln
- den Austausch über die Leistungssportpraxis der eigenen Sportart hinaus: nicht das Trennende, sondern das Sportartverbindende sehen und auf die eigene Trainertätigkeit projizieren

Dafür steht die Trainerakademie Köln des Deutschen Olympischen Sportbundes als die zentrale Institution für die Aus- und Fortbildung der Trainerinnen und Trainer im deutschen Leistungssport!

Die Trainerakademie Köln

Die Trainerakademie Köln ...

- ... bietet den höchsten staatlich anerkannten Bildungsabschluss für Trainer: Diplom-Trainer/Diplom-Trainerin als berufsbildender Abschluss.
- ... hat seit der Gründung (1974) mehr als 1000 Absolventen aus 42 Spitzenverbänden, viele davon sind als Bundes-, Landes-, Stützpunkttrainer, als Führungskräfte oder leistungssportliche Servicekräfte in Verbänden und an Olympiastützpunkten tätig, ausgebildet.
- ... wird gefördert und unterstützt vom Bundesministerium des Innern, vom Innenministerium Nordrhein-Westfalen, der Stiftung Deutsche Sporthilfe, der Bundeswehr und nicht zuletzt von den Mitgliedsorganisationen der Trainerakademie (44 Spitzenverbände, alle Landessportbünde, die Gesellschaft für Sportmedizin und Prävention und der DOSB).

Das Studium

- Zulassungsvoraussetzung: u. a. gültige Trainer-A-Lizenz und Befürwortung durch den eigenen Spitzenfachverband
- Direktstudium in Vollzeit (18 Monate) oder berufsbegleitendes Studium (3 Jahre) mit:
  - 480 Unterrichtseinheiten Grundlagenausbildung
  - 480 Unterrichtseinheiten „Spezialisierung“ (Vertiefung in sportartengruppen- sowie themengruppenorientierten Problembereichen).
  - 240 Unterrichtseinheiten sportartspezifisch profilbildend: Heranführung an das Training von Bundeskadern
  - 100 Unterrichtseinheiten Hospitation incl. Studienarbeit
- Dozenten: z. Zt. mehr als 150 Lehrbeauftragte aus dem wissenschaftlichen Verbundsystem des deutschen Leistungssports.

Dr. Lutz Nordmann,
Direktor der Trainerakademie Köln

Mehr Informationen finden Sie im Internet: www.trainerakademie-koeln.de